全科临床实用诊疗与康复医学

姚玉荣 李　宁 刘文帅 陈惠锋 肖圣顺 徐东红 ◎ 主编

吉林科学技术出版社

图书在版编目（CIP）数据

全科临床实用诊疗与康复医学/姚玉荣等主编.
长春：吉林科学技术出版社，2024.6.--ISBN 978-7
-5744-1627-7

Ⅰ.R499；R492

中国国家版本馆 CIP 数据核字第 2024LW2849 号

全科临床实用诊疗与康复医学

主　　编　姚玉荣　等
出 版 人　宛　霞
责任编辑　张　楠
封面设计　石　加
制　　版　石　加
幅面尺寸　185mm×260mm
开　　本　16
字　　数　150 千字
印　　张　9.875
印　　数　1~1500 册
版　　次　2024 年 6月第1 版
印　　次　2024年10月第1次印刷

出　　版　吉林科学技术出版社
发　　行　吉林科学技术出版社
地　　址　长春市福祉大路5788 号出版大厦A 座
邮　　编　130118
发行部电话/传真　0431-81629529 81629530 81629531
　　　　　　　　　　81629532 81629533 81629534
储运部电话　0431-86059116
编辑部电话　0431-81629510
印　　刷　廊坊市印艺阁数字科技有限公司

书　　号　ISBN 978-7-5744-1627-7
定　　价　60.00元

《全科临床实用诊疗与康复医学》

编委会

主　编

姚玉荣　聊城市中医医院

李　宁　冠县桑阿镇中心卫生院

刘文帅　山东大学齐鲁医院德州医院

陈惠锋　广东省东莞市石碣医院

肖圣顺　山东省潍坊市人民医院

徐东红　天津市第四中心医院

副主编

马　坤　淄川区岭子卫生院

徐　冬　巨野县人民医院

李　波　四川省绵阳市江油市人民医院

王翠侠　北京市朝阳区东风社区卫生服务中心

苏　瑶　重庆市渝北区人民医院

吉同海　上犹县人民医院

吕　宁　天津市中心妇产科医院

前　言

  本书通过阐述全科医学与康复医学的基本理论以及在临床实践中的应用，提供与临床诊疗相关的全科、康复医学知识。该书详细梳理了全科医学的临床诊疗要点，涵盖了常见病症的诊断、治疗及预防策略以及康复医学的常见症状，为临床医师提供了全面、系统的诊疗指导。书中内容深入浅出，有助于医师快速掌握诊疗技巧，提高临床诊疗水平。此外，该书还注重更新医学前沿知识，使读者能够及时了解最新的诊疗方法和研究进展。对于临床医师而言，这无疑是一本不可或缺的实用参考书籍。

目　录

第一章 常见症状的诊断及治疗

一、长期低热

长期低热是指口表体温在 37.5～38.4℃，持续 2 周以上，并伴有其他原因所不能解释的症状。长期低热可见于许多情况，一般可分为器质性和功能性两大类，其中器质性最常见，病因又以感染为主，一般只有在排除感染性疾病的存在后，才能确定为其他疾病引起的发热。

（一）诊断提示

1.慢性感染

（1）结核病：患者有慢性低热和结核中毒症状，如肺结核和肺外（肠、骨、肾、盆腔、腹膜、淋巴结等）结核，大部分有相应症状、体征及化验特点。某些感染性疾病滥用糖皮质激素和某些结缔组织疾病合理使用糖皮质激素，导致陈旧性结核活动、播散至全身各部位，也是某些长期低热的病因。

（2）慢性胆管感染：主要表现为右上腹部疼痛、食欲缺乏、恶心、肝大、呕吐、轻度黄疸、莫菲征阳性。常为细菌及梨形鞭毛虫感染。如有典型的胆绞痛、黄疸史、十二指肠引流液中找到寄生虫卵、白细胞数增多或细菌培养阳性，则可确诊其病因。

（3）慢性肾盂肾炎：多见于已婚女性，既往史中多有发冷、发热、尿频、尿急、尿痛、腰酸等；体检时患侧肾区可有叩痛；中段尿常规高倍视野白细胞 5 个以上；中段尿培养阳性，菌落计数＞10 万。

（4）肝病：慢性活动性或慢性迁延性病毒性肝炎，常有低热，伴有乏力、食欲缺乏、腹胀、肝区隐痛、肝大并有轻度压痛，肝功能可有轻度变化，也可正常，血清 HBsAg、抗-HBe 测定阳性或阴性。部分患者可伴有脾肿大。

（5）局部病灶：如慢性扁桃体炎、慢性鼻窦炎、牙根化脓性感染、隐源性化脓性感染、不典型感染性心内膜炎、盆腔炎、支气管扩张等均可引起长期低热。

（6）艾滋病：随着艾滋病的流行与传播，因其免疫系统破坏而致的各种机会性感染，或本身所引起的长期发热已明显增加，因此对发热待查患者也应考虑这一可能性。

2.非感染性疾病

（1）肿瘤：恶性肿瘤的发热甚为常见，特别是白血病、淋巴瘤、肝癌等。根据症状、体征和一些特殊检查，多可明确诊断。病变组织需行病理检查。

（2）风湿热：青少年多见，初发年龄常见于 6～15 岁，为轻度和中度不规则热，伴有多汗、厌食、乏力、体重减轻、多关节肿痛、心肌炎、舞蹈病、环形红斑、皮下结节、红细胞沉降率增快、抗"O"增高、黏蛋白增高、C 反应蛋白阳性。抗风湿治疗有效。

（3）类风湿关节炎：多数以关节疼痛和清晨关节僵硬的表现起病，早期有低热、乏力，体重减轻和关节疼痛，任何关节均可受累，但以近端指（趾）关节、掌指关节及腕、踝、膝、肘关节常见，可呈梭形肿大。类风湿因子阳性、红细胞沉降率增快。

（4）系统性红斑狼疮：多见于 20～40 岁女性，发热呈不规则热型。一般起病缓慢，有乏力、消瘦、贫血、对称性多关节疼痛、肿胀，面部有蝶形红斑。55%～60%的患者累及心脏，有心悸、气急、心脏扩大、心动过速。50%～70%的患者肾脏受累，尿中出现蛋白、红细胞及管型。实验室检查：抗核抗体（ANA）80%～95%阳性，从血液、骨髓或浆膜腔液中可找到狼疮细胞，多次检查的阳性率达 70%～80%。

（5）甲状腺功能亢进（甲亢）：因代谢亢进，可有低热，伴有多汗、精神紧张、易怒、易兴奋、甲亢面容，食量大而消瘦、手颤、心悸、心律失常，可有甲状腺肿大及其血管杂音，甲状腺吸碘率和血清蛋白结合碘测定值增高，T_3、T_4、TSH 增高。

（6）功能性低热：系自主神经功能紊乱，体温调节障碍的结果。多见于青年女性，体温大多在 37.4～38℃，上午比下午较高，有头晕、乏力、畏寒、心悸、失眠、食欲差，活动和紧张后出现低热。怀疑本病时，可让患者在第 1 天下午完全卧床休息，第 2

天下午从事活动情况下，分别测定体温，每小时 1 次，共 3～5 次，如卧床时无低热，提示功能性低热的可能。但应排除器质性病变引起的发热。

（7）感染后低热：急性病毒或细菌感染得到控制后，高热消退，但可出现持续较久的低热，并伴有乏力、食欲缺乏等现象，此种发热可能与体温调节中枢功能失常或自主神经功能紊乱有关。

（二）治疗措施

1.尽快确诊，按病因治疗

未明原因尽量不用解热药及糖皮质激素，以免干扰热型。

2.诊断性治疗

适用于一些可疑而又暂不能用检查方法确诊的病例，如感染性低热，可试用水杨酸钠 1g，3 次/d，如低热退后复升，可能感染未愈，应重新控制感染；功能性低热可试用氯喹（氯化喹啉）0.25g，2 次/d，对部分病例有效；怀疑口腔、耳、咽、鼻局灶病变者，可行相应的处理后，观察体温是否复常。

3.中医辨证施治

如湿热蕴结可用甘露消毒丹，清热化湿；肝郁发热可用逍遥散，疏肝解郁佐以退热；寒热往来的半表半里证，可用小柴胡汤和解少阳以退热等。

二、头痛

头痛通常是指额、顶、颞及枕部的疼痛。颅外的皮肤、肌肉、腱膜、骨膜和颅内的血管、脑膜、神经组织因炎症、血管扩张或牵引、压迫等因素的刺激，均可引起头痛。面部器官的病变常累及并反射到头部，常伴有头痛。头痛可以是劳累、精神紧张和焦虑的一般表现，或是许多全身性疾病的一种伴随症状，但反复发作或持续的头痛，可能是某些器质性疾病的信号，应认真检查以明确诊断，及时治疗。

（一）诊断提示

1.颅内感染

如脑炎、脑膜炎及中毒性脑病。头痛较剧烈，伴有发热、呕吐、脑膜刺激征和脑脊液的炎性改变。

2.颅内血管性疾病

（1）急性脑血管疾病：脑出血、蛛网膜下隙出血、脑栓塞和脑动脉血栓形成均可引起头痛。突然剧烈的似刀割、爆炸或斧劈样疼痛是蛛网膜下隙出血的特征之一，且常伴有呕吐和脑膜刺激征，也可出现精神错乱、眩晕、惊厥发作，甚至意识丧失，血性脑脊液较脑出血更明显。脑出血患者头痛常为首发症状，但往往迅速出现意识障碍与肢体偏瘫，血压可突然升高，常呈持续深度昏迷，伴有抽搐、潮式呼吸、脑膜刺激征及肢体锥体束征或病理反射。高血压脑病：发作时血压急剧升高，头痛剧烈，常伴有呕吐、黑蒙、失语、抽搐、短暂的精神错乱或昏迷，并可有单侧感觉障碍或偏瘫，但上述症状为可逆性，适当处理可很快恢复，并且少有后遗症。

（2）脑动脉瘤、脑血管畸形：除血管破裂时有蛛网膜下隙出血表现外，脑动脉瘤常是固定一侧的偏头痛，伴有第Ⅲ、第Ⅳ、第Ⅵ对脑神经麻痹，可见单侧搏动性突眼。年轻患者的癫痫发作史、反复蛛网膜下隙出血和头痛是脑血管畸形的三大特征。

（3）偏头痛：为阵发性发作的一侧搏动性头痛，多见于年轻女性，常有家族史。发作时伴有恶心、呕吐及眩晕、出汗、心悸、流泪、鼻塞、面色苍白或潮红、腹痛、腹泻等自主神经功能紊乱症状。

（4）丛集性头痛（又称组胺性头痛）：多在一侧眼眶周围发作性剧烈疼痛，有反复密集发作的特征，常于夜间或中午睡眠中突然发作，呈跳痛或烧灼样痛，每次发作持续数十分钟，极少超过 2h，发作多在同一侧，以中年男性为多见。

3.颅内占位性病变

其疼痛呈进行性加重，在大便、咳嗽、直立时加重，晚间头痛明显。占位性病变主要引起颅内压增高症状和对脑组织压迫的局部定位症状。

4.颅脑损伤

其头痛的轻重与外伤的程度比较一致，但也有外伤较轻而头痛异常剧烈且持续时间较长者，多见于颅内血肿、颅内压增高，如脑震荡、脑挫伤后遗症及硬脑膜下血肿等。

5.五官科疾病

耳病以中耳炎、乳突炎常见，其疼痛位置在病灶周围，放射至同侧颞部，局部压痛或耳郭牵扯痛。眼病以青光眼所致的头痛最剧烈，常伴有恶心、呕吐，视力减退，瞳孔散大，结膜充血，眼压增高；其他如屈光不正、虹膜睫状体炎等也可引起头痛。鼻部疾病如鼻窦炎的头痛常在前额及鼻根部附近，清晨较重，鼻窦处有叩压痛，鼻腔常有脓性分泌物。头痛伴有面部发麻或感觉障碍，出现鼻塞、鼻涕带血，耳鸣或听力减退者，应考虑鼻咽癌的可能。

6.脑神经痛

（1）三叉神经痛：为阵发性电击样、刀割样、撕裂样或火焰样剧痛，疼痛常局限于一侧，持续数秒至数十秒后突然停止。发作时可伴有同侧面部肌肉的反射性抽搐，或有同侧面部潮红、眼部流泪及口部流涎，常伴感觉异常，谈话、进食甚至冷风拂面也可引起发作。叩触患者近鼻翼处（扳机点），可诱发典型的三叉神经（分布区的）痛。此病以中年女性为多见。

（2）舌咽神经痛：疼痛位于一侧咽喉部、扁桃体及舌根处，为发作性剧痛，可持续数秒至数分钟，常向患侧外耳道和颈部放射。刺激疼痛区域或做吞咽动作可诱发疼痛，或使疼痛加剧，于局部涂可卡因可使疼痛缓解。若上述部位疼痛呈持续性且涂布可卡因不能缓解，应警惕鼻咽或颅底部位的肿瘤存在。

7.神经官能症

此类头痛多于青壮年时起病，往往与精神因素有关。头痛部位不固定，疼痛性质也多样化，多为钝痛、胀痛，易受外界或情绪影响，常伴有头晕、失眠、注意力不易集中、记忆力及理解能力减退等，详细检查常无器质性疾病。

8.伴随症状

头痛伴有剧烈呕吐者，多见于脑炎、脑膜炎或其他病因引起颅内压增高的患者；头痛伴有发热、呕吐和复视的年轻患者，应注意结核性脑膜炎；头痛为一侧，发作开始时有闪光、暗点、偏盲等先兆，头痛剧烈时呕吐，吐后头痛即明显缓解者见于偏头痛；头痛伴有剧烈眩晕、视力障碍及复视，呈短暂性发作，多见于小脑肿瘤、椎-基底动脉供血不足等；慢性进行性头痛加重伴有精神呆滞、表情淡漠或欣快者，应注意额叶肿瘤；慢性头痛骤然剧增、神志逐渐不清者，应警惕脑疝的发生；进行性加重的头痛伴有视盘水肿（视神经乳头水肿）者，应考虑颅内占位性病变。

（二）治疗措施

尽快确诊，按病因治疗，并对症处理。

（1）可行头部推拿、按摩或根据头痛部位选穴针刺止痛。

（2）镇静止痛，如口服地西泮、苯巴比妥、索米痛片等。

（3）偏头痛者，可口服苯巴比妥以减少发作。先兆症状出现时，应尽早口服麦角胺咖啡因 0.1~0.2g，2h 后无效可再服 0.1g，但总量不超过 0.6g/d。

（4）颅内压增高者，可用 20%甘露醇或 25%山梨醇 125~250mL 于 15~20min 内静脉滴注完，亦可静脉注射 50%葡萄糖液 40~60mL，根据病情可多次应用。

三、眩晕

眩晕是一种主观感觉障碍。按感觉的不同可分为真性眩晕和假性眩晕。前者是指患者感到自身或其周围环境物体在旋转；后者是指患者只有头昏眼花和头重脚轻而无旋转感。引起眩晕的病因很多，但最常见的是前庭系统病变，由此引起周围性眩晕（耳性眩晕）和中枢性眩晕（脑性眩晕）。

（一）诊断提示

1.周围性眩晕

周围性眩晕是指内耳前庭至前庭神经颅外段之间的病变所引起的眩晕。常见于以下疾病。

（1）梅尼埃病：也称内耳眩晕症，是引起周围性眩晕的最常见疾病，多见于中年人。以发作性眩晕伴有耳鸣，波动性、渐进性、感音性的听力减退及眼球震颤为主要表现，具有反复发作的特点。其眩晕为旋转性，常突然发作伴有恶心、呕吐。面色苍白和出汗，发作多短暂，很少超过2周。

（2）迷路炎：为中耳炎的常见并发症。如中耳炎患者出现阵发性眩晕，伴有恶心、呕吐、眼球震颤、听力丧失、平衡失调及外耳道检查有鼓膜穿孔等症状则有助于本病的诊断。

（3）前庭神经元炎：病前多有发热或上呼吸道感染史，发病突然，眩晕时伴有恶心、呕吐，但少有耳鸣、耳聋，眩晕持续时间较梅尼埃病持续时间长，可达6周，痊愈后很少复发。

（4）内耳药物中毒：以链霉素为多见，多为慢性中毒，常于用药后2～4周开始逐渐出现眩晕，7～10d症状达高峰，常伴有平衡失调、步态蹒跚、听力下降、口周及四肢远端发麻，但通常无眼球震颤，闭目难立征阳性。卡那霉素、新霉素、庆大霉素也可引起眩晕，但程度较轻。

（5）晕动病：由于乘坐车、船或飞机时，因内耳迷路受到机械刺激而引起前庭功能紊乱所致。主要表现为眩晕、恶心、呕吐，可伴有面色苍白，出冷汗，女性多于男性。

2.中枢性眩晕

中枢性眩晕指前庭神经颅内段、前庭神经核及其纤维联系、小脑、大脑等的病变所引起的眩晕。常见于以下疾病。

（1）椎-基底动脉供血不足：各种原因导致椎-基底动脉管腔狭窄时，均可发生脑供血不足而引起眩晕，常突然发作并伴有头痛、运动障碍（面瘫、肢瘫、吞咽困难等）、站立不稳，感觉异常及恶心、呕吐、出汗、呼吸节律失调、血管舒缩功能紊乱等症状。颈椎X线片、经颅多普勒、脑电阻图检查，必要时做椎动脉造影。颈椎CT、MRI均有助于本病诊断。

（2）延髓外侧综合征（Walleuberg综合征）：由椎动脉或小脑后下动脉发生血栓闭塞引起，多见于中老年人。主要表现：①病灶侧软腭及声带麻痹，言语不清，进食吞咽困难；②交叉性感觉障碍，病灶侧面部及病灶对侧肢体的痛、温觉减弱或消失；③病灶侧出现霍纳（Horner）征；④剧烈眩晕、平衡障碍和眼球震颤。

（3）颅内肿瘤：如听神经瘤（听神经纤维瘤）、脑干肿瘤、小脑肿瘤等。其眩晕特点是发病较慢，持续时间长，常呈进行性加重；眩晕程度与体征不成比例，即眩晕轻而眼球震颤明显，常伴有其他神经系统定位体征。

3.全身性疾病所致眩晕

许多全身性疾病均可引起眩晕，但大多无真正旋转感，也不伴听力减退及眼球震颤，耳鸣亦不多见。根据原发病和相应症状、体征可资鉴别。

（1）心血管疾病：如高血压、低血压、心动过速、心动过缓，主动脉瓣狭窄及严重贫血等导致脑供血不足而产生眩晕。

（2）胃肠道疾病：通过迷走神经引起眩晕发作。

（3）全身中毒性、代谢性、感染性疾病。

（二）治疗措施

（1）发作时应卧床休息，寻找病因，治疗原发疾病。

（2）药源性眩晕者立即停药。

（3）原因不明的眩晕者选用茶苯海明（晕海宁）：50～100mg，口服；利多卡因1mg/kg加入25%葡萄糖溶液20mL中，静脉注射，1次/d，6次为1个疗程；选用氯丙嗪、山莨菪碱（654-2）、氟桂利嗪（西比灵）、地巴唑等。发作间歇期可服用烟酸、谷维素、维生素 B_6 及维生素 B_1 等。

（4）呕吐频繁者，给予静脉注射高渗葡萄糖或肌内注射爱茂尔、甲氧氯普胺（胃复安）。

（5）可选用针灸治疗，常用穴位如内关、足三里、太阳、印堂、百会、太冲、曲池等穴。

四、高热

高热是指由各种原因引起的体温超过39℃产生一系列临床表现的常见症状。高热反应是机体对致病因子（感染性和非感染性）的一种强烈保护性反应，但同时又会带来组织损伤。高热引起的惊厥，临床很常见，尤其婴幼儿。

（一）诊断提示

1.病史特点

（1）起病急缓：如大叶性肺炎、疟疾、斑疹伤寒等起病急骤，体温于数小时内达高峰。而伤寒、结核病的患者体温为缓慢上升，数日内达高峰。

（2）发病的季节性：如流行性脑脊髓膜炎、回归热、斑疹伤寒流行于冬春季节；乙型脑炎、伤寒、钩端螺旋体病等则流行于夏秋季节。

2.发热类型

（1）稽留热：持续高热于39～40℃达数日或数周，24h波动在2℃之内，常见于伤寒、斑疹伤寒、粟粒型肺结核、乙型脑炎、中枢性发热及大叶性肺炎等严重感染性疾病。

（2）弛张热：体温常在39℃，24h内波动超过2℃，见于风湿热、败血症、结核病、严重化脓性感染、恶性网状细胞病等。

（3）间歇热：体温上升可达39℃以上，持续数小时或更长，然后下降至正常，经数小时或数日后又升高，如此反复发作，见于疟疾、回归热、严重肾盂肾炎、胆管感染伴结石梗阻、霍奇金病或淋巴瘤等。

（4）波浪热：体温逐渐上升，数日后又逐渐降至低热或正常，再数日后又逐渐上升，如此反复多次，见于布鲁氏菌病、恶性淋巴瘤、回归热、脂膜炎等。

（5）消耗热：体温波动范围较大，24h内变化在3～5℃，见于脓毒血症、菌血症、重度肺结核等。

（6）双峰热：体温曲线每天有两个高峰出现，见于黑热病、恶性疟疾、大肠埃希菌败血症、铜绿假单胞菌败血症等。

（7）颠倒热（逆行热）：晨间体温高于晚间体温，见于脓毒血症等。

（8）不规则热：1d 体温上下波动 1～3℃，无一定规律性，见于流感、风湿热等。

3.伴随症状

（1）伴有寒战时，多见于脓毒血症、菌血症、大叶性肺炎、急性胆道感染、急性肾盂肾炎、疟疾、流脑等。而伤寒、结核、风湿热、病毒感染，多无寒战症状。

（2）伴有皮疹：某些传染病（如猩红热、麻疹、风疹、伤寒、斑疹伤寒等）、结缔组织疾病（如急性播散性红斑狼疮、急性皮肌炎等）、变态反应性与过敏性疾病（如风湿热、血清病、药物热、变态反应性亚败血症等）及血液病（如急性白血病、霍奇金病、恶性网状细胞病等），发热时常伴有皮疹，可根据皮疹的类型、出疹部位及其顺序等特点，加以鉴别。

（3）伴有咳嗽、咳痰、呼吸困难等，多见于呼吸道感染性疾病。

（4）伴有厌食、恶心、呕吐、腹痛、腹泻、黄疸等消化道症状，应考虑肝胆系感染、急性胰腺炎、胃肠炎和菌痢等。

（5）伴心悸、心前区痛、呼吸困难，应注意风湿热、心肌炎、亚急性细菌性心内膜炎、急性心包炎等。

（6）伴有剧烈头痛、呕吐、意识障碍，应考虑流脑、乙型脑炎及颅内感染等。

（7）伴有腰痛、尿频、尿急者，多系尿路感染。

（8）伴有肌肉与关节疼痛，一般没有特殊诊断意义，但如腓肠肌剧烈疼痛，常提示钩端螺旋体病。风湿热、系统性红斑狼疮、皮肌炎等结缔组织病也多伴有肌肉、关节疼痛。

（9）伴有皮肤及黏膜出血常提示重症感染、血液病及某些传染病如流行性出血热、猩红热、登革热、重症肝炎等。

4.体检所见

（1）有出血倾向：如出血性皮疹或内脏出血等，应考虑血液病和流行性出血热、钩端螺旋体病、炭疽、鼠疫等传染性疾病。

（2）淋巴结肿大：局部淋巴结肿大且有压痛，多为附近组织的急性感染；肿大而无压痛可能为恶性肿瘤转移或淋巴结结核，全身淋巴结肿大不伴有压痛，提示结核、急性淋巴细胞性白血病、恶性肿瘤等。

（3）肝脾大及其叩痛：常见于肝炎、脓毒血症、菌血症、伤寒、疟疾、传染性单核细胞增多症、血吸虫病、白血病、恶性网状细胞病等；单纯脾大多见于脾脓肿、脾梗死、淋巴瘤、红细胞增多症等。

（4）发热伴有脑膜刺激征、病理反射，应考虑颅内血肿、颅内感染、蛛网膜下隙出血或脑膜炎。

5.辅助检查

（1）实验室检查：①白细胞计数增高常见于细菌性特别是化脓性细菌感染、白血病等。白细胞计数正常或减少，多见于病毒感染、伤寒、布鲁氏菌病、疟疾、黑热病等。老年人和反应能力差的患者，细菌性感染时，白细胞计数可正常或减少，但中性粒细胞仍增多且伴有中毒颗粒。幼稚细胞见于各种类型白血病，异型单核细胞与淋巴细胞增多见于传染性单核细胞增多症；②血液、骨髓穿刺液、脑脊液的病原体检查和血清学检查，有助于疟疾、黑热病、伤寒、副伤寒、斑疹伤寒、流脑等疾病的诊断。

（2）X线片检查对胸腹部病变及膈下感染，超声心动图对心包、心瓣膜病变及B超对肝、脾、肾、胆、胰腺疾病的诊断，都有重要价值，必要时结合CT、ECT、MRI的检查，可提高诊断准确率，减少误诊率。

6.诊断性治疗

对一时难以明确病因而其临床表现又极相似于某病之高热者，在对症处理的同时，给予试验性治疗（如奎宁治疗疟疾、甲硝唑治疗阿米巴病等），根据其疗效可排除或确诊某些疾病。

（二）治疗措施

尽快明确诊断，按病因治疗。同时注意对症处理。

（1）物理降温：头部冷敷；用温水或25%～30%乙醇擦澡；体温过高者，可于颈侧、腋下、腹股沟处放置冰袋或用冰水灌肠。在未明确诊断之前，应尽量避免使用降温药物。

（2）镇静：非安眠类药物所致高热、烦躁不安时，可用地西泮10～20mg，肌内或静脉注射，或用苯巴比妥钠0.1g肌内注射。仍有惊厥、抽搐症状时，可考虑冬眠疗法。氯丙嗪25mg加入5%葡萄糖溶液250mL中静脉滴注，或氯丙嗪和异丙嗪各25mg加入5%葡萄糖溶液100～200mL中静脉滴注。

（3）有脱水者，应及时补液并注意患者的电解质和酸碱平衡。

（4）明确诊断后，药物降温可选用阿尼利定2mL肌内注射或复方阿司匹林、吲哚美辛、布洛芬等口服。

（5）患者的体温在38℃以下时，一般不用降温药和物理降温，以免降低发热保护反应能力。

（6）加强护理：对高热病人应加强护理，充分补充液体，给予清淡、易消化食物，注意补充维生素，卧床休息，加强生命体征监护。

五、咳嗽

咳嗽是一种保护性反射动作，能将呼吸道内分泌物或异物排出体外，另外，咳嗽也是呼吸系疾病的常见症状。呼吸道由于炎症、充血、水肿、淤血、理化因素及过敏因素的影响，引起咳嗽反射。咳嗽持久而频繁地发作，常提示呼吸系统严重病变。

（一）诊断提示

1.病因

（1）上呼吸道疾病：上呼吸道感染、咽炎、咽喉异物、喉炎、喉结核、喉肿瘤等。

（2）支气管疾病：支气管炎、支气管异物、支气管哮喘、支气管癌、支气管扩张、百日咳等。

（3）肺部疾病：各种类型肺炎、肺结核、肺癌、肺脓肿、肺水肿、肺吸虫、肺梗死、肺棘球蚴病、肺真菌病等。

（4）胸腔疾病：结核性胸膜炎、化脓性胸膜炎、纵隔肿瘤等。

（5）心脏疾病：心包炎、心包积液。二尖瓣狭窄或其他原因所致左心室衰竭引起肺淤血或肺水肿时，因肺泡及支气管内有浆液性或血性渗出物，可引起咳嗽。

（6）吸入刺激性气体、灰尘、烟雾，过敏反应及神经因素亦可引起咳嗽。

2.伴随症状

（1）咳嗽与身体状况：健康状况良好的咳嗽，多见于慢性咽炎。频繁、较重的咳嗽常见于喉炎及急性支气管炎，也可见于支气管扩张。进行性消瘦的慢性咳嗽，多见于肺结核、肺部恶性肿瘤等。

（2）咳嗽的时间与节律：①晨间咳嗽，见于呼吸道慢性炎症及吸烟者；夜间咳嗽见于肺结核、百日咳及支气管淋巴结肿大；熟睡中突发吼喘样咳嗽，见于左心室衰竭导致的肺水肿或支气管哮喘发作；②发作性咳嗽，见于支气管哮喘、百日咳、呼吸道异物、支气管淋巴结核、结核性肺脓肿穿破气管。

（3）咳嗽与体位：平卧时咳嗽、咳痰加重，见于慢性左心室衰竭引起的肺淤血；体位改变时引起的咳嗽和痰量增多，见于肺脓肿和支气管扩张。

（4）咳嗽的性质：①急性刺激性干咳，多见于急性咽喉炎、急性支气管炎及吸入刺激性物质等；②伴咳痰多，见于支气管炎、支气管扩张、肺脓肿、空洞型肺结核、脓胸伴支气管胸膜瘘及左心室衰竭等；③短促而小心的咳嗽，见于胸膜炎、大叶性肺炎；④咳声嘶哑，见于久咳、声带发炎与水肿，喉癌及转移性癌对气管、支气管和喉返神经的压迫；⑤咳嗽无力无声，见于声带水肿，喉返神经麻痹及极度衰弱的患者；⑥痉挛性咳后继以蝉鸣样吸气声，见于百日咳。

（5）痰量与性状：①少量灰白色黏液痰，见于上呼吸道感染、支气管炎、支气管哮喘、早期肺炎等；②大量黏液、浆液、脓性痰，并有分层现象，见于支气管扩张、肺脓肿或脓胸伴有支气管胸膜瘘；③咳痰带血，见于肺结核、大叶性肺炎、肺脓肿、肺吸虫、肺梗死、肺真菌病、支气管扩张、支气管内膜结核、支气管肺癌。

（6）其他伴随症状或体征：①伴有发热、胸痛，多见于胸膜炎、肺炎、自发性气胸、支气管肺癌、肺栓塞、大叶性肺炎、支原体肺炎、肺脓肿等；②伴有气急，多见于支气管哮喘、喘息性支气管炎、急性肺水肿等；③伴有呕吐，多见于百日咳及吸入异物等；④咳嗽伴呼吸困难，见于喉水肿、喉肿瘤、支气管哮喘、慢性阻塞性肺病、重症肺炎、肺结核、大量胸腔积液、气胸、肺淤血、肺水肿及气管或支气管异物；⑤咳嗽伴咯血，常见于支气管扩张、肺结核、肺脓肿、支气管肺癌、二尖瓣狭窄、支气管异物、肺含铁血黄素沉着症等；⑥咳嗽伴大量脓痰，常见于支气管扩张、肺脓肿、肺囊肿合并感染和支气管胸膜瘘；⑦咳嗽伴有哮鸣音，多见于支气管哮喘、慢性喘息性支气管炎、心源性哮喘、弥漫性及细支气管炎、气管与支气管异物等；⑧慢性咳嗽伴杵状指（趾），常见于支气管扩张、慢性肺脓肿、支气管肺癌和脓胸等；⑨伴颈部及锁骨上淋巴结肿大者，需注意肺结核、肺癌等。

3.实验室及其他检查

根据病史症状及体检线索，有选择性地进行必要的辅助检查，以明确诊断。如红细胞沉降率、血常规，痰的细菌、真菌、寄生虫和癌细胞检查；胸部 X 线片透视、摄片、CT、食管钡剂检查、喉镜检查、支气管造影及纤维支气管镜检查，淋巴结及其他病灶组织的活检等。

（二）治疗措施

1.尽快确诊

按病因治疗，如抗感染、抗过敏、抗结核、抗肿瘤及戒烟、取异物等。

2.对症处理

干咳者可用止咳药物如可待因等；痰多者不宜强行镇咳，而用祛痰药物或体位排痰；哮喘发作时可用氨茶碱、沙丁胺醇（舒喘灵）等支气管解痉药。呼吸困难、发绀时应吸氧、吸痰，必要时用呼吸中枢兴奋药。对重症衰弱的咳嗽患者，切忌滥用镇咳药物。

六、咯血

咯血是指喉及喉部以下的呼吸道（气管、支气管及肺组织）出血经口腔咯出，咯血量多少因病而异。痰中带血或 24h 咯血量在 100mL 以内为小量咯血；咯血量在 100～500mL 为中等量咯血；＞500mL/d 或一次咯血＞100mL 者为大量咯血。虽然咯血引起的出血性休克较为少见，但即使是中等量咯血，也有引起窒息的危险。

（一）诊断提示

1.病因

（1）呼吸系统疾病：常见于肺结核、支气管扩张及肺癌；其次见于肺炎、肺脓肿、慢性支气管炎及肺部外伤；少见于肺寄生虫病、肺淤血、肺栓塞等。

（2）心肺疾病：常见于二尖瓣狭窄、急性肺水肿、肺梗死等。

（3）全身性疾病：急性传染病、血液病、结缔组织病、系统性血管炎等。

2.与呕血鉴别

先排除口腔、咽喉、鼻腔的出血，再按表 1-1 进行鉴别。

表 1-1 咯血与呕血的鉴别

鉴别要点	咯血	呕血
出血方式	咳出	随呕吐而出，可为喷射状
血色	鲜血，常有泡沫	黯红，不带泡沫，有时为鲜红色或呈咖啡渣样
混有物	痰液、泡沫	食物残渣、胃液
前驱症状	常有喉痒、咽部不适	常有恶心、上腹部不适、呕吐
大便颜色	正常	黑便
病史	有呼吸系统或心脏病史	有胃病或肝病史
痰色	少量血痰持续数天	无血痰

3.伴随症状

（1）咯血量大而全身情况较好，多见于支气管扩张，全身情况较差者，多见于慢性纤维空洞型肺结核。

（2）青壮年咯血者，多见于肺结核和支气管扩张、二尖瓣狭窄；中老年咯血者，有长期吸烟史，应考虑肺癌的可能性；儿童慢性咳嗽伴少量咯血与低色素贫血，需注意特发性含铁血黄素沉着症的可能性。

（3）伴发热，见于肺结核、肺炎、肺脓肿或肺型钩端螺旋体病，流行性出血热等。

（4）反复小量咯血，伴阵发性剧咳、喘鸣或呼吸困难的青壮年，考虑支气管内膜结核。

（5）铁锈色痰，多见于大叶性肺炎；果酱样痰见于肺吸虫病；巧克力色带腥臭味痰，见于阿米巴肺脓肿或阿米巴肝脓肿破入支气管。砖红色胶冻样痰见于典型的肺炎克雷白杆菌肺炎。粉红色泡沫样痰见于左心室衰竭伴肺水肿，脓臭痰见于肺化脓症或支气管扩张合并感染。

（6）咯血伴有出血倾向者，考虑血小板减少性紫癜、白血病等。

（7）间歇性咯血者，伴有呼吸困难与胸痛，以及有蛋白尿、血尿和管型尿乃至迅速出现尿毒症的表现，应考虑为肺出血-肾炎综合征。

（8）成年女性发生与月经期相应的周期性咯血，应考虑为"替代性月经"。

（9）伴胸痛，多见于肺炎、肺结核、肺栓塞、支气管肺癌等。

（10）伴呛咳，多见于支气管肺癌、支原体肺炎等。

（二）治疗措施

1.小量咯血

卧床休息、严密观察，进温凉易于消化的食物。口服或肌内注射止血药（卡巴克洛、维生素 K_1 或维生素 K_4，云南白药等）。

2.大（中）量咯血

（1）保持呼吸道通畅：患者取俯卧位，头放低，面部向下，同时用手或吸引器除去口咽鼻部积血，以防吸入性肺炎或血液阻塞气管而窒息。必要时行气管内插管或气管切开。

（2）垂体后叶素：能使肺血管收缩和肺循环压力降低，促进血管破裂处血栓形成而达到止血目的。用 5～10U 加入 5%葡萄糖液 40mL 中静脉注射，继用 10～20U 加入 5%葡萄糖液中 500mL 静脉滴注。但本药禁用于高血压、冠心病、心力衰竭、肺源性心脏病及妊娠患者。

（3）普鲁卡因：能扩张血管，降低肺循环压力而止血，尤其对忌用垂体后叶素者可选用，150～300mg 加入 5%葡萄糖液 500mL 中静脉滴注，使用前应做皮试。亦可用扩血管药酚妥拉明 10～20mg 加入 5%葡萄糖液 250mL 中静脉滴注，可连用 5～7d，大量咯血患者可先静推 5～10mg。

（4）鱼精蛋白：为肝素拮抗药，使肝素迅速失效而加速凝血过程，常用 50～100mg 加 25%葡萄糖液 40mL 中静脉注射，1～2 次/d，连续应用不超过 3d。

（5）抗纤维蛋白溶解剂：抑制蛋白溶酶原的激活因子，使其不能激活纤维蛋白溶酶而止血。还可用氨基己酸或氨甲苯酸等。

（6）输血：大咯血出现血容量不足（如收缩压<100mmHg）时，宜少量、多次输新鲜血（100～200mL/次）以补充血容量和凝血因子。

（7）尽快确诊按病因治疗。

（8）其他对症治疗。

七、呕吐

呕吐是指通过胃的强烈收缩迫使胃内容物不自主地经贲门和食管由口腔冲出的一种复杂的反射动作。大多数患者呕吐之前有恶心、烦躁、上腹部不适等表现，少数患者呕吐之前无恶心，而呈喷射性发作，如中枢性呕吐。严重的呕吐患者常伴有皮肤苍白、出汗、流涎，并可引起脱水、电解质紊乱。

（一）诊断提示

1.年龄与性别

小儿呕吐可能为先天性幽门肥厚梗阻；青壮年呕吐多见于急性胃炎、阑尾炎、肠梗阻；青年女性不明原因呕吐应考虑妊娠反应；老年呕吐应注意胃癌及胃肠道功能紊乱。

2.呕吐时间

晨间呕吐，除早孕反应外，也见于尿毒症和慢性酸中毒；食后即吐，见于消化道炎症或痉挛性病变；食后数小时或夜间呕吐，多为幽门梗阻。

3.呕吐物的性状

呕吐物呈腐酵气味，见于幽门梗阻；呕吐物带血状，可能系消化性溃疡、食管下段静脉曲张、胃癌等；呕吐物为黄色味苦的胆汁，可见于十二指肠梗阻与胆管疾病；呕吐物有粪臭味，多为小肠梗阻或麻痹性肠梗阻等。

4.呕吐特点

反射性呕吐一般先有明显恶心，而后呕吐；神经性呕吐多与精神因素有关，轻微恶心，呕吐时毫不费力；中枢性呕吐者恶心缺如，呕吐呈喷射状，且吐后未感轻松，常见于恶性高血压、颅内占位性病变、脑炎、脑出血及多种原因引起的脑水肿等。

5.伴随症状与体征

（1）伴眩晕、眼球震颤：见于前庭器官疾病。

（2）伴剧烈头痛：可见于颅内高压症、蛛网膜下隙出血、偏头痛、青光眼等。

（3）伴剧烈腹痛常见于急腹症、伴有腹泻：常见于急性胃肠炎或某些药物中毒。

（4）伴黄疸：多见于急性黄疸型肝炎或胆管感染等。

（5）伴有意识障碍：见于颅内器质性疾病、尿毒症、肝性脑病、糖尿病酮症酸中毒等。

（二）治疗措施

（1）尽快确诊，按病因治疗。

（2）为控制症状、防治并发症，对重症病例可酌情应用下列对症治疗方法：①选用甲氧氯普胺（胃复安）、多潘立酮（吗丁啉）、氯丙嗪、苯海拉明、维生素 B6 口服或肌内注射；②对神经性呕吐者可用多塞平（多虑平）25～50mg，3 次/d；阿米替林 25mg，2～4 次/d；③针刺，主穴内关，备穴为中脘、足三里、合谷、太冲、胃俞；④中药藿香、半夏为主辨证施治；⑤呕吐剧烈者应暂时禁饮食，并予补液，维持水、电解质平衡。

八、慢性腹泻

慢性腹泻是指排便次数增多，每日 3 次以上且粪质稀薄或带脓血，排便量增加，症状持续或反复发作超过 2 个月的症候群。消化系统和全身性疾病均可引起。

（一）诊断提示

1.病因

（1）肿瘤：常见的有结肠癌，其次为胰腺癌、胃泌素瘤，肠息肉也可出现黏液样腹泻和便血。

（2）细菌性感染：慢性菌痢、肠结核等均可引起慢性腹泻。

（3）寄生虫病：如钩虫病、姜片虫病、梨形鞭毛虫病、慢性阿米巴病和慢性血吸虫病等。

（4）小肠吸收不良综合征。

（5）炎症性肠病：如克罗恩病（克隆病）、非特异性溃疡性结肠炎。

（6）菌群失调：有长期使用广谱抗生素史，营养不良和维生素缺乏等病史。

（7）慢性肝胆疾病及慢性胰腺疾病：由于胆酸和胰酶（胰脂肪酶）分泌减少，使脂类乳化与脂肪分解发生障碍引起腹泻。

（8）肠易激综合征：患者因饮食不当、受凉或情绪改变等因素均可引起腹泻，伴有腹痛，大便呈烂便，可有黏液，常与便秘交替发生。患者多有神经衰弱症状，需经各种检查排除器质性病变。

（9）胃肠道外的病因：甲亢、糖尿病、肾上腺皮质功能减退、尿毒症及某些药物等均可引起慢性腹泻，但各有其临床特点。

2.伴随症状

（1）腹泻与便秘交替出现，可见于结肠癌、肠结核、肠易激综合征等结肠病变。

（2）伴发热，多见于肠结核、炎症性肠病、小肠恶性淋巴瘤等。

（3）伴消瘦者，提示恶性肿瘤、小肠吸收不良综合征、胰腺疾病、肝胆疾病等。

（4）伴有腹部肿块，应根据其部位和特征进行分析。如肿块位于左下腹，除外大便块，应考虑结肠癌。位于右下腹，需考虑右侧结肠癌、增生性肠结核，女性应考虑卵巢肿瘤。

3.辅助检查

（1）实验室检查：大便检查应取新鲜标本且需反复检查。大便镜检有红白细胞、吞噬细胞、阿米巴滋养体（或包囊）、虫卵等对诊断有重要价值。大便培养有致病菌，可以确定病因。

（2）X线片、内镜检查及活检，有助于明确病变性质及病变部位。

（3）血常规和生化检查：可了解有无贫血、白细胞增多和糖尿病、尿毒症等，以及了解水电解质和酸碱平衡情况。

（二）治疗措施

（1）尽早诊断，按病因治疗。

（2）对症治疗，主要是适当休息，进易消化食物。腹痛伴便次数多者酌情用解痉止泻药物，如颠茄酊、阿托品、碱式碳酸铋、复方地芬诺酯、洛哌丁胺等。对脱水患者，应注意补充液体，维持水、电解质平衡。

第二章　消化系统疾病

一、贲门失弛缓症

贲门失弛缓症是一种较常见的食管神经肌肉运动紊乱、功能失调性疾病。由于食管生理、病理研究的不断深入，尤其食管内测压的研究，使食管下括约肌功能及贲门失弛缓症的发病机制有了新的发展。本病属神经源性疾病，病理改变为食管壁内神经丛损害和退行性变、自主神经功能失调，或血管活性肠肽含量在食管括约肌降低，导致食管平滑肌张力增加。

（一）诊断提示

1.吞咽困难

吞咽困难是常见最早出现的症状，早期呈间歇性，时轻时重，后期转为持续性，咽下固体和液体食物同样困难。常与精神因素如生气、紧张、疲劳有关，暴饮暴食或吃过冷过热食物可引起发作。

2.呕吐及反流

随着吞咽困难的加重，食管不断扩张和食物滞留引起不同程度的呕吐或反流。病程早期呕吐物无臭味；晚期由于食物滞留于食管内发酵变臭，呕吐物有强烈腐败臭味。夜间睡眠时引起呕吐和呛咳尤甚，有时可并发吸入性肺炎。

3.胸痛及腹痛

病程早期食管内滞留食物刺激迷走神经致食管肌肉收缩引起疼痛。随着病情发展，反流性食管炎可引起胸骨后疼痛或中上腹隐痛，可放射至胸背部、心前区和上肢，有时酷似心绞痛。

4.体重下降

由于影响进食，引起体重下降及贫血。

5.X 线钡剂检查

食管下端呈圆锥形，逐渐变细，似漏斗或鸟嘴状狭窄，边缘光滑，其上端食管明显扩张。食管吞钡后用高血糖素 1mg 静脉注射，狭窄处可扩张。用醋甲胆碱（乙酰甲胆碱）1.5～6mg 肌内注射后，食管强力性收缩，食管内压增加，从而产生剧烈疼痛和呕吐。

6.内镜检查

食管腔扩大，下端及贲门狭窄，局部黏膜充血水肿或糜烂。必要时取活检以排除食管癌。

7.食管压力测定

食管测压检查是诊断和研究食管运动功能障碍重要的方法之一，其特征是缺少正常人的食管蠕动波，食管向下推动力减弱，食管下括约肌的平均静止压显著高于正常。

（二）治疗措施

1.一般治疗

少食多餐，以免进食过快及过冷、过热或刺激性食物，解除精神紧张，必要时可予以镇静药。

2.药物治疗

发作时舌下含化硝酸甘油 0.3～0.6mg，或口服双环维林（双环胺）30mg，可使痉挛缓解。亦可口服钙离子拮抗药如硝苯地平 10～20mg，3 次/d。

3.扩张治疗

用探条或囊式扩张器扩张，可缓解梗阻症状，但常需反复扩张。

4.手术治疗

内科治疗无效或食管下段重度收缩并发良性狭窄时，进行手术治疗，常用食管贲门黏膜外肌层纵行切开术。

二、食管裂孔疝

食管裂孔疝是指胃的一部分经膈肌食管裂孔突入胸腔。按其病变部位及形态，一般分为滑脱疝、食管旁疝及混合型疝。滑脱疝最多见，占 85%～90%，是膈下食管段、贲门及胃上部位通过松弛及扩大的食管裂孔滑脱至胸腔，常于平卧时出现，站立时消失，较多发生胃食管反流。食管旁疝也称滚动疝，较少见，是胃体前壁或胃底大弯侧从食管左前方疝入胸腔，而贲门仍在正常位置。由于膈下段食管及食管-胃交接角仍保持正常位置，故较少发生胃食管反流，但巨大食管旁裂孔疝易发生嵌顿。混合型裂孔疝指前两种裂孔疝并存。

食管裂孔疝多见于中老年人。发生在儿童患者的裂孔疝常伴有先天性短食管。体质肥胖、多孕、慢性便秘及其他原因使腹内压增高者，裂孔疝的发病率增高。

（一）诊断提示

1.由反流引起的症状

食管裂孔疝患者临床症状轻重不一，与胃酸反流的程度有关。有的基本无症状，而是在胃肠道钡剂检查时偶然发现。典型反流症状有胸骨后烧灼样不适、疼痛、反酸、嗳气和腹胀。胸骨后或剑突下烧灼样疼痛，多在饱餐后发生。平卧、弯腰等可加重。站立、半卧位、散步时或呕吐食物后可减轻。伴有食管炎或溃疡者常有咽下困难及疼痛，开始为间歇性，进过冷、过热食物时发作。

2.裂孔疝嵌顿或扭转产生的症状

裂孔疝疝入胃，如发生嵌顿可引起胃潴留、急性胃扩张，患者出现胸骨后闷胀和压迫感，常随着嗳气和反流而减轻。胃扩张可造成患者胸痛，类似心绞痛。疝入胃嵌顿后血供差可致胃出血。如发生疝入胃扭转，引起食管胃连接部和幽门完全梗阻，发生绞窄、坏死、破裂穿孔，胃内容物进入胸腔和纵隔时，患者可剧烈胸痛甚至休克。

3.X 线片检查

巨大的食管裂孔疝在胸透或胸部平片中，可在心脏左后方见到含气的囊腔，吞钡检查直接征象为疝囊内可见胃黏膜影，有膈上食管胃环，食管下段括约肌升高。间接征象为膈食管裂孔增宽＞2cm，钡剂反流入膈上囊＞4cm，食管胃角变钝，膈上3cm以上的位置出现功能性收缩环。

4.内镜检查

可见贲门松弛、增宽，食管齿状线上移，可见橘红色胃黏膜突入食管。合并反流性食管炎时，可见到食管、贲门、胃体小弯黏膜出血、水肿、糜烂、溃疡及瘢痕性狭窄。

（二）治疗措施

1.一般治疗

进餐不过饱，饭后不宜立即入睡，减少腹内压增加的因素。抬高床头，以减少胃内容物反流。勿食刺激性食物，少量多餐，餐后坐位休息或适当活动。

2.促动力药

多潘立酮（吗丁啉）可促进食管蠕动，每次10～20mg，3～4次/d；莫沙必利可增强食管下端括约肌压力，5～10mg/次，3次/d。

3.抑制胃酸药

西咪替丁每次0.2g，4次/d，或法莫替丁每次20mg，2次/d。疗程均为4～6周。另外，质子泵抑制药奥美拉唑（洛赛克）有更好地抑制胃酸分泌作用，每次20mg，1～2次/d，疗程为2～4周。本病禁用抗胆碱能药物。

4.外科治疗

手术治疗可纠正裂孔疝的解剖缺陷，但术后易发生食管胃连接部功能障碍，手术复发率也较高，故大多数患者宜内科治疗。

三、食管贲门黏膜撕裂症

食管贲门黏膜撕裂症系指由于剧烈频繁恶心呕吐引起食管内压力突然增高，导致下端食管或贲门部黏膜纵行撕裂，发生上消化道出血的一组病症，是上消化道大出血的原因之一。本病发病男性多于女性，常见病因有腹内压或胃内压突然增高冲击，如剧烈恶心、呕吐，剧烈咳嗽、喷嚏、呃逆，大便过于用力，分娩时用力及癫痫大发作等。

（一）诊断提示

1.病史与临床表现

对具有上述病史，又有反复发作的恶心、呕出新鲜血液者，应考虑本病。呕血量随撕裂程度而不同。患者有不同程度的上腹痛。

2.内镜检查

食管下段、食管与胃连接处见到黏膜及黏膜下层，有一处或多处纵行裂伤及出血。裂伤多与食管纵轴平行，长度 2～4cm，黏膜撕裂常在 72h 愈合。

3.X 线钡剂检查

由于黏膜撕裂常较表浅，所以 X 线钡剂检查难以发现，只有撕裂较深，超过黏膜下层达到肌层时，X 线钡剂检查才可见食管胃接合部有线状损伤。

（二）治疗措施

1.止血治疗

轻者经胃管抽空胃内容物后，多可自行止血，出血停止后 24h 可拔去胃管，开始给流质低温饮食。出血较多者可口服去甲肾上腺素或凝血酶，注意补充血容量及纠正休克。

2.对症治疗

呕吐者可给予止吐药，如甲氧氯普胺（胃复安）、爱茂尔、异丙嗪；疼痛不安者可给镇静止痛药；胃酸多者，可给予 H_2 受体拮抗药西咪替丁或质子泵抑制药奥美拉唑。

3.手术治疗

对大量出血，内科治疗无效或可能合并食管穿孔者，需手术结扎出血血管，缝合黏膜及修复穿孔。

4.其他

尽量减少或增加腹压的动作。

四、自发性食管破裂

自发性食管破裂是指完全正常的食管发生全层破裂而言。多发生在腹内压力骤然升高的情况下，如醉酒者剧烈呕吐。破裂的位置多数发生在食管下端的左后外侧壁，在贲门上方 2.5～7.5cm，裂口呈线状、纵行，一般长 2～8cm，宽 2～3cm。

（一）诊断提示

1.疼痛

呕吐或干呕之后，常突然发生剧烈的下胸部或上腹部撕裂状锐痛，甚至使用吗啡也不能止痛。疼痛可向肩背部放射，吞咽、深呼吸或体位变动均可使之加重。

2.休克

由于剧烈疼痛、缺氧和失血，患者常迅速进入休克状态。

3.纵隔炎和纵隔气肿

食管破裂后，食管及胃的内容物可通过食管裂口进入纵隔引起纵隔炎，表现为高热、白细胞增高等，X 线片显示纵隔增宽及气液面；气体进入纵隔则可发生纵隔气肿，表现为呼吸困难和发绀，在心前区可听到与心跳同步的"嘎吱"声。如食管下段破裂，气体可弥散于纵隔与膈胸膜下，形成似 V 形的气体影，即 NaclerioV 形征。气体如继续上升，可达主动脉弓旁、气管后方、胸前、颈部及面部，出现左颈部皮下气肿，按压时可有捻发音。

4.液气胸

食管破裂后如有纵隔胸膜穿通，气体及食物进入胸腔，可引起气胸、脓胸、液气胸、脓气胸，并出现相应的症状和体征。

5.瘘管形成

食管破裂后引起纵隔炎和胸膜炎继而转为慢性阶段，食管与胸膜穿通处被结缔组织包绕形成食管胸膜瘘或食管纵隔瘘，患者呈慢性炎症表现。

6.辅助检查

（1）用碘化油或水溶性造影剂注入食管做食管造影，可见造影剂自破口溢出，从而证实破口存在。

（2）口服亚甲蓝后再行胸腔穿刺，如抽出蓝色胸腔积液或先向胸腔内注射亚甲蓝，再从食管内抽出蓝色胸腔积液，均可证实诊断。

（3）当患者条件允许时可行内镜检查，能明确食管破裂的部位及范围，但操作应轻柔。

（二）治疗措施

迅速作出诊断和进行手术修复是使患者免于死亡的关键，绝不可因休克采取姑息疗法而拖延手术时机。应积极地抗感染及全身综合治疗，创造手术条件。

1.食管修补术

发病24h内，尤其在12h内的纵隔型及液气胸型患者，裂口在6cm以下的患者，修补成功机会多。

2.食管胃吻合术

适合食管破裂范围较长，不易修补缝合者。

3.胸腔闭式引流术

适用于液气胸型患者。

4.食管镜下经破口吸引

适合于感染局限在纵隔，中毒症状轻的患者。

五、弥漫性食管痉挛

弥漫性食管痉挛是一种食管运动失调性疾病。其特征为食管，特别是食管的下1/3～2/3缺乏正常推进性蠕动，而为一种异常强烈的、非推进性的和持续性的收缩所取代，致使食管呈螺旋状、串珠状，因而又有螺旋状食管和串珠状食管之称。

（一）诊断提示

1.胸痛

胸痛是最具有特征性的症状之一，特别是在老年人，疼痛位于胸骨后并向背及肩部区域放射，因而有时酷似心绞痛。疼痛不一定与吞咽动作有关，有时可为进食过热或过冷食物而诱发。疼痛发作时，患者往往不愿经口进食任何食品，包括治疗药物。

2.吞咽困难

咽下困难最常见，呈发作性，非进行性加重。有时食团停留在食管的"痉挛"段，吐出后才能缓解。

3.X 线钡剂检查

食管 X 线钡剂检查可见蠕动波仅达主动脉弓水平，食管下 2/3 为一种异常强烈的、不协调的、非推进性收缩，因而食管腔出现一系列同轴性狭窄，致使食管呈螺旋状或串珠状。

（二）治疗措施

（1）首先使患者充分了解这是一种良性病变，从而解除其思想顾虑。饭前应用镇静药可使患者的心情放松。

（2）进食时应细嚼慢咽，以免过冷、过热和过于黏稠的食物。

（3）就餐前应用硝酸甘油可使症状得到满意的控制。采用抗胆碱能药往往无效。

（4）症状严重，有括约肌功能异常的患者，可以采用扩张疗法扩张痉挛的食管。

六、慢性胃炎

慢性胃炎是指一组与自身免疫反应有关、由不同病因所引起的慢性胃黏膜炎性病变。其病因尚未完全明确，临床上以上腹饱满、不适、隐痛为主要表现。随年龄的增长其发病率有所增高。病程呈慢性经过，症状与体征无特异性。根据胃镜和胃黏膜活检，分为浅表性胃炎、萎缩性胃炎、肥厚性胃炎。

（一）诊断提示

1.临床表现

病程呈缓慢经过，症状无特异性，可有上腹部隐痛、食欲缺乏和饱胀，常有嗳气、恶心、腹泻等消化不良症状。常见体征为上腹部轻压痛，多数无明显体征，胃窦炎酷似消化性溃疡时，可有少量出血现象。

2.内镜检查

（1）慢性浅表性胃炎可见黏膜充血水肿，红白相间，以红为主，有斑点状出血、糜烂、黏稠液附着。胃黏膜活组织检查可见淋巴细胞和浆细胞浸润黏膜浅层，腺体正常，上皮有变性、再生、增生等变化。

（2）慢性萎缩性胃炎黏膜呈灰白色或苍白色，也可呈红白相间，以白为主。黏膜变薄，皱襞变细或平坦，黏膜下血管显露呈网状，可见不规则的颗粒或结节。

（3）慢性肥厚性胃炎可见黏膜皱襞隆起粗大，呈铺路石状或结节状，有时伴有糜烂、出血。

3.血清学检测

慢性萎缩性胃体胃炎血清促胃液素（胃泌素）常中度增高，血清壁细胞抗体（PCA）及抗内因子抗体常呈阳性；慢性浅表性胃窦胃炎血清促胃液素正常或偏低，血清壁细胞抗体呈阴性。

4.其他检查

X 线钡透、胃液分析、幽门螺杆菌检查有助于本病的诊断。

（二）治疗措施

1.一般治疗

消除病因，以免进食对胃有刺激性的食物和药物；忌烟酒，选用少渣、软性食物；饮食要有规律。

2.药物治疗

（1）疼痛发作时，可用解痉药，如阿托品、颠茄片、溴丙胺太林等。

（2）胃酸增多时，可口服氢氧化铝凝胶每次 10mL，3 次/d；雷尼替丁 150mg，2 次/d；法莫替丁 20mg，2 次/d；质子泵抑制药奥美拉唑 20mg，1～2 次/d。

（3）有胆汁反流者可用考来烯胺（消胆胺）1.0～2.0g/d，分 4 次口服或多潘立酮 10mg，3 次/d；伴有腹胀者，可用多潘立酮 10mg 或西沙必利 5～10mg，3 次/d 口服。

（4）胃黏膜保护药：硫糖铝 0.5～1.0g，3 次/d 口服；胃乐冲剂 110mg，4 次/d，分别于餐前半小时及睡前服，4 周为一疗程。

（5）胃酸降低者可口服 1%稀盐酸或胃蛋白酶合剂 10mL，3 次/d。合并贫血者，口服硫酸亚铁 0.3～0.6g，3 次/d。口服铁剂胃肠反应严重不能耐受者，可给予右旋糖酐铁，首剂 50mg，肌内注射，如无不良反应可继续给予 100mg，1 次/d。严格掌握总剂量。亦可用维生素 B_{12}100μg，1 次/d 肌内注射。

（6）对幽门螺杆菌阳性的慢性胃炎患者应采用抗菌治疗，可选用阿莫西林 0.5g，3 次/d；克拉霉素 0.5g，2 次/d；左氧氟沙星 0.1g，2 次/d；胶态次枸橼酸铋 120mg，4 次/d；奥美拉唑 20mg，2 次/d，疗程 2 周。国际上推荐四联疗法，如胶态次枸橼酸铋+奥美拉唑＋克拉霉素+阿莫西林。

3.手术治疗

慢性萎缩性胃炎伴重度不典型增生，可行胃次全切除术。

4.中医中药

选用香砂养胃丸、胃苏冲剂、舒肝和胃丸或黄芪建中汤加减或一贯煎加味。

七、消化性溃疡

消化性溃疡是指胃和十二指肠等处发生的溃疡，分为急性期和慢性期，临床上以慢性期多见。溃疡的形成往往与胃酸和胃蛋白酶的消化作用有关。其病因是多因素的，包括环境、遗传、饮食、非甾体抗生素（如阿司匹林、保泰松、吲哚美辛等）、微生物、幽门螺杆菌感染及应激等致溃疡因素对黏膜屏障的破坏引起。十二指肠溃疡较胃溃疡多见，男性多于女性，以青壮年发病率最高。

（一）诊断提示

1.临床表现

（1）典型表现为周期性、节律性、局限性的中上腹部疼痛。胃溃疡疼痛多位于剑突下偏左，进食后半小时到 2h 发作，持续 1～2h，胃排空后缓解。十二指肠溃疡疼痛多在剑突下偏右，进食后 3～4h 发作，多在进食后缓解，常有夜间空腹痛。

（2）伴有食欲减退、嗳气、反酸、恶心、呕吐等。症状常因生活不规律、疲劳、气候变化诱发或加重。

（3）发作期上腹部可有局限性压痛，胃溃疡在剑突下偏左，十二指肠溃疡在剑突下偏右。十二指肠壶腹后壁穿透性溃疡在背部第 11～12 胸椎两侧常有压痛。缓解期无明显症状和体征。

2.辅助检查

（1）X 线钡剂检查：直接征象为龛影，间接征象为激惹（水肿征象）。慢性者十二指肠壶腹部变形。

（2）内镜：镜下可见单发或多发溃疡病灶，呈圆形或椭圆形，边缘光滑，无结节及隆起，周围黏膜可充血、水肿，溃疡表面有白色或灰白色苔，应常规活检做病理与胃癌鉴别。同时检测有否幽门螺杆菌存在。

（3）胃酸测定：胃溃疡正常或偏低，十二指肠溃疡多增高。

（4）大便隐血试验：溃疡活动期阳性。

3.常见并发症

溃疡活动、进展时，可有大出血、穿孔、幽门梗阻等并发症。胃溃疡少数可发生癌变。

（二）治疗措施

1.一般治疗

生活规律，情绪稳定，劳逸结合。进易消化食物，以免浓茶、辛辣等刺激性食物。禁用对胃黏膜有损害的药物，如非甾体抗生素、糖皮质激素等。活动期适当休息，必要时短期应用镇静药物。

2.药物治疗

（1）制酸药：常用氢氧化铝凝胶 10～20mL，3 次/d；氧化镁 0.5～1.0g，3 次/d，亦可选用复方氢氧化铝（胃舒平）、胃得乐、胃得安等。

31

（2）抗胆碱药：常用溴丙胺太林（普鲁本辛）或颠茄浸膏片。选择性抗 M 胆碱能药哌仑西平（哌吡氮平）作用强，不良反应较少，常用量 50mg，2～3 次/d，连续口服 4～6 周。

（3）H_2 受体拮抗药：选用西咪替丁 0.2g，4 次/d；雷尼替丁 150mg，2 次/d；法莫替丁 20mg，2 次/d；尼扎替丁 300mg，每晚 1 次。4～8 周为一疗程。

（4）质子泵抑制药：奥美拉唑（洛赛克），其愈合溃疡和缓解疼痛都较 H_2 受体拮抗药为优。剂量为 20mg，1～2 次/d，4～6 周为一疗程，溃疡愈合率可达 95%～100%。

（5）前列腺素 E 制剂：有抑制胃酸和胃蛋白酶分泌的作用，同时有刺激胃黏液和碱的分泌、保护胃黏膜的作用。常用米索前列醇 20μg，4 次/d；恩前列腺素 35μg，2 次/d。

（6）黏膜保护药：硫糖铝 1g，3～4 次/d；替普瑞酮（施维舒）50mg，3 次/d，可降低胃溃疡复发率。

（7）枸橼酸铋钾（TDB），可抑制幽门螺杆菌，形成对胃酸和消化酶的保护屏障。胃乐冲剂 100mg，4 次/d，分别于饭前半小时及睡前服用，4 周为一疗程。

（8）根除幽门螺杆菌：呋喃唑酮、甲硝唑、庆大霉素、克拉霉素、阿莫西林、左氧氟沙星等可抑制幽门螺杆菌生长，有促进溃疡愈合作用，且可防止溃疡复发。联合用药的治疗方案很多，最常用的方案是：奥美拉唑 20mg，2 次/d＋枸橼酸铋钾 600mg，4 次/d＋阿莫西林 0.5g，3 次/d+克拉霉素 0.5g，2 次/d。

3.治疗并发症

大出血按上消化道出血处理；穿孔或癌变争取早期手术；幽门梗阻时禁食，胃肠减压，纠正水、电解质紊乱，必要时手术治疗。

4.中医中药

可选用黄芪建中汤、柴胡疏肝汤、舒肝和胃丸、附子理中丸等。

5.手术治疗

出现溃疡面大、反复出血及严重并发症，长期内科治疗无效，疑恶变者选用。

八、肠易激综合征

肠易激综合征过去称过敏性结肠，是由于肠道功能紊乱所致的肠道运动或分泌功能失调，而肠道无器质性病变。多见于青壮年，以腹痛、腹胀、大便次数增多或便秘等结肠功能障碍为主要表现，常伴有胸闷、心悸、失眠、多汗等自主神经功能紊乱表现。

（一）诊断提示

（1）结肠功能障碍表现为左下腹痉挛性痛、腹胀、便秘，有时便前腹痛，便后缓解。小肠易激者脐周围痛、腹泻、肠鸣音活跃。

（2）结肠分泌功能紊乱者为间歇性腹泻，清晨或餐后发生，便量不多，便意感明显，大便含有大量黏液，腹泻、便秘交替出现。

（3）有消化不良症状，如嗳气、厌食、上腹部不适及失眠、多汗、胸闷、心悸、乏力等自主神经功能紊乱表现。

（4）可扪及乙状结肠或粪块，便后消失。

（5）大便检查可见黏液，偶见白细胞，培养无致病菌。

（6）X线钡剂及钡灌肠检查有肠功能紊乱征象，无狭窄、黏膜破坏及溃疡。

（7）肠镜检查无器质性病变。

（二）治疗措施

1.一般治疗

消除患者顾虑，增强治疗信心，生活规律，适当文体活动，调节内脏神经功能。饮食以少渣、易消化食物为主，以免刺激性食物，便秘者增加食用含纤维素多的食物。

2.药物治疗

（1）调节自主神经功能，保证充足睡眠。选用谷维素20mg，3次/d；谷氨酸1～2g，3次/d；地西泮2.5mg，3次/d；多塞平（多虑平）25mg，3次/d。

（2）解痉止痛：阿托品0.3mg，3次/d；山莨菪碱（654-2）10mg，3次/d；硝苯地平10mg，3次/d。匹维溴铵片是一种选择性胃肠道钙离子拮抗药，直接作用于胃肠道平滑肌细胞、缓解肠道痉挛，使之恢复正常运动功能。

（3）止泻：复方地芬诺酯 1～2 片，3 次/d；洛哌丁胺（易蒙停）2mg，3 次/d；小剂量的可待因 15mg，3～4 次/d，对控制腹泻有效。

（4）便秘者系痉挛引起，可给予镇静药。尽量避开各种泻药。西沙必利 10mg，4 次/d，可加速胃排空和肠道的转运时间，使便秘解除。乳果糖 30mL，1 次/d，可使大便变软，次数增加。

3.中医中药

腹痛腹泻，排便后腹痛缓解者用痛泻要方加减，五更泻用附子理中汤加减，腹痛便秘者用大柴胡汤加减。

九、溃疡性结肠炎

溃疡性结肠炎是一种原因未明的非特异性炎症，主要侵犯远端结肠及直肠。以黏液脓血便、腹痛、腹泻、里急后重等下消化道症状为主要临床表现。发病与自身免疫、遗传、感染、过敏和精神神经因素有关。病程缓慢，反复发作。

（一）诊断提示

1.临床表现

（1）病情严重者有全身症状，如发热、贫血、消瘦、水和电解质紊乱及低蛋白血症等。

（2）腹痛：多位于左下腹，为隐痛或绞痛。直肠受累时有里急后重。

（3）腹泻：每日数次至十数次，多为糊状，混有黏液、脓血，重者为血水样便。腹泻的量、次数与病情严重程度成正比，便血量也反映病变的轻重。

（4）肠外表现：部分有结节性红斑、虹膜炎、葡萄膜炎、角膜溃疡、口腔黏膜顽固性溃疡、慢性活动性肝炎、关节炎等。

2.辅助检查

（1）血液检查：可有不同程度的低色素性贫血，红细胞沉降率快，血浆蛋白低，

α 和 γ 球蛋白可增高。

（2）大便检查黏液脓血便，有红、白细胞和巨噬细胞，反复培养阴性。

（3）肠镜检查：可见黏膜充血、水肿，黏膜表面粗糙，颗粒状。有散在的糜烂、溃疡，覆有黏液脓性渗出物。重者可见直肠溃疡、假息肉及黏膜桥形成。

（4）黏膜活检：呈炎症反应，常可见糜烂、隐窝脓肿、腺体排列异常、杯状细胞减少及上皮变性等。

（5）X 线片检查：钡剂灌肠示肠袋分布失去正常的规律性与对称性，或变浅甚至完全消失，成为边缘平滑的管状肠腔。黏膜皱襞紊乱，可完全消失、变平。肠管边缘模糊，出现纤细或粗大的锯齿状边缘。有假息肉时可见多发、大小不等的充盈缺损影。

3.常见并发症

主要有中毒性结肠扩张、肠穿孔、下消化道大出血、假性息肉、癌变及结肠狭窄、肠梗阻、肛门脓肿及瘘管等。

（二）治疗措施

1.一般治疗

急性期或严重者卧床休息，给予易消化、维生素丰富、高热量的食物。对重症伴有贫血、脱水、营养不良的患者，应酌情输血、补液及全身性支持治疗。

2.药物治疗

（1）腹痛腹泻明显者，可给予少量阿托品、溴丙胺太林及复方地芬诺酯（复方苯乙哌啶）、洛哌丁胺，要注意大剂量有引起中毒性结肠扩张的危险。

（2）抗菌药物：水杨酸偶氮磺吡啶。发作期 4～6g/d，分 4 次口服；病情缓解后改为 2g/d，疗程 1～2 年。亦可用衍生物 5-氨基水杨酸。有继发感染者可用青霉素、庆大霉素、氨苄西林等。

（3）甲硝唑 0.4g，3 次/d 口服，疗程 3～6 个月。

（4）泼尼松 10～15mg，3 次/d 口服，病情控制后逐渐减量至 10～15mg/d，一般维持半年左右然后停药。暴发型和发作期，可静脉滴注氢化可的松 200～300mg/d，或地塞米松 10～20mg/d，疗程一般为 10～14d，于病情控制后，代以口服制剂。

（5）免疫抑制药：对磺胺药和糖皮质激素治疗无效者，可谨慎试用巯嘌呤 1.5mg/（kg·d），分次口服，硫唑嘌呤 1.5～2.5mg/（kg·d），分次口服；疗程约 1 年。若与糖皮质激素联合应用，两者剂量均可减少。

（6）局部治疗：适用于病变在直肠及乙状结肠者，可用氢化可的松 100～200mg 或地塞米松 5～10mg 加云南白药或锡类散 1.0g，庆大霉素 16 万 U，小檗碱（黄连素）1.0g，生理盐水或 0.5%普鲁卡因 100mL 保留灌肠，每晚 1 次，疗程 2～3 个月。

3.外科治疗

出现肠穿孔、肠腔严重狭窄、癌变、持续便血、脓肿与瘘管形成或中毒性巨结肠，可进行手术治疗。

十、肝性脑病

肝性脑病是严重肝病引起的、以氨代谢紊乱为基础的中枢神经系统功能障碍综合征。临床表现为中枢神经系统功能障碍，产生神经精神症状。

（一）诊断提示

（1）有急、慢性严重肝病或广泛门体静脉侧支循环存在。

（2）有神经精神症状，如精神错乱、昏睡或昏迷。

（3）扑翼样震颤。

（4）血氨增高＞70.44μmol/L。

（5）脑电图典型表现为节律变慢，出现普遍性每秒 4～7 次的 θ 波或三相波，有的出现每秒 1～3 次的 δ 波。

（二）临床分级（期）

1.一级（前驱期）

轻度性格改变和行为异常，无或有轻度扑翼样震颤。脑电图多数正常。

2.二级（昏迷前期）

以意识错乱、睡眠障碍、行为反常为主，出现扑翼样震颤。脑电图表现异常。

3.三级（昏睡期）

以木僵、严重精神错乱、昏睡为主，叫之可醒。扑翼样震颤仍可引出。脑电图有异常改变。

4.四级（昏迷期）

神志完全丧失，不能唤醒。脑电图明显异常，有肝臭，常合并感染及肝肾综合征。

（三）治疗措施

1.一般治疗

治疗原发病，消除发病诱因。昏迷期限制蛋白质的摄入，以糖类为主；不能进食者鼻饲或滴注高张葡萄糖溶液为主。补充维生素，纠正水、电解质及酸碱平衡失调。

2.阻断氨的产生和吸收

（1）乳果糖 60g/d，分 2～3 次口服或鼻饲。

（2）新霉素 0.5～1.5g，3 次/d 或甲硝唑 200mg，4 次/d 口服。

（3）嗜酸乳杆菌，每次 20g，3 次/d。

（4）导泻：用生理盐水或弱酸性溶液清洁灌肠，或 50%硫酸镁 30～60mL 鼻饲导泻。

3.降低血氨

（1）谷氨酸 2.0～5.0g，3 次/d；昏迷者可选用谷氨酸钾 25.2g/d，或谷氨酸钠 23g 稀释于 10%葡萄糖溶液内静脉滴注，尿少慎用钾剂，腹腔积液多或水肿时慎用钠剂。

（2）精氨酸 10～20g/d 加入葡萄糖溶液内静脉滴注，尿少时慎用，伴有酸中毒或肝功能损害严重者不宜应用。

（3）γ-氨酪酸 2～4g 稀释后静脉滴注。

（4）醋谷胺（乙酰谷酰胺）600～900mg，稀释后静脉滴注。以上药物交替应用效果较好。

（5）左旋多巴 0.5～1.0g，4～5 次/d，口服。也可 200～600mg 加入 10%葡萄糖溶

液 250mL 中静脉滴注，2 次/d。

4.调节氨基酸代谢

可输注支链氨基酸，每日 250～500mL，同时补充锌剂可提高疗效。

5.其他

（1）溴隐亭（溴麦角隐亭），服法为 2.5mg，1 次/d，每周递增，可加至 15mg/d。

（2）防治脑水肿、感染、出血。

（3）中药：安宫牛黄丸、苏合香丸、局方至宝丹等，均有促苏醒作用，可酌情应用。

十一、急性胰腺炎

急性胰腺炎是指胰腺分泌的消化酶被激活而发生的自身消化性疾病，多由胆结石、感染、蛔虫、酗酒和暴饮暴食等引起。以局限于小叶间质的浆液性水肿为主要病理改变，临床分为水肿型和出血坏死型，前者占 90%。

（一）诊断提示

1.水肿型

多在饱食或饮酒后 1～2h 出现持续性中上腹刀割样、绞窄样或压榨样剧痛，上腹部压痛（尤其左上腹），无明显肌紧张和反跳痛，症状持续 12～18h 达到高峰。多伴有中度以上发热，约 1/4 病例出现黄疸。恶心、呕吐进行性加重，持续时间长。

2.坏死型

坏死型较少见，病情严重，高热持续不退，上腹和全腹压痛明显，并有腹肌紧张和反跳痛等腹膜炎体征，肠鸣音减弱或消失，可出现移动性浊音，并发脓肿时可触及有明显压痛的肿块，Grey-Turner 征或 Cullen 征，手足抽搐等，常有休克、腹腔积液、多器官衰竭等。

3.辅助检查

（1）淀粉酶测定：血淀粉酶＞350U（苏氏法），尿淀粉酶＞500U（苏氏法）。

（2）血脂肪酶测定：在发病后 24h 增高，可持续 5～10d，超过 1U 有诊断价值。

（3）血清正铁血红素：出血坏死型胰腺炎多为阳性，需与腹腔其他疾病引起的出血鉴别。出血坏死型血钙下降，转氨酶、血清胆红素、血糖可升高。

（4）X线片检查：腹部平片可见局限性肠麻痹、胰管内结石和胰、胆道钙化影等，胸部X线片可有肺不张、胸腔积液。

（5）B超检查：可见胰腺呈弥漫性均匀性肿大，边缘模糊，回声减低或不均质。可发现脓肿及假囊肿形成，偶见胆石或胆总管扩张。

（6）CT及MRI检查：显示胰腺多呈弥漫性肿大，边缘模糊。坏死型胰腺炎可见胰腺低密度、不规则的透亮区。增强对比扫描后，坏死区的低密度透亮区更为明显，呈气泡状，坏死区显示更清楚。

（二）治疗措施

1.一般处理

禁食、胃肠减压，纠正水、电解质紊乱及抗休克，改善肺功能，肠外营养或肠内支持营养及输新鲜血可增强抗病能力，促进康复。

2.抑制胰腺分泌

（1）H$_2$受体拮抗药及质子泵抑制药：可减少胃酸对胰腺的分泌刺激。西咪替丁1.2g加5%葡萄糖溶液中静脉滴注，1次/d，奥美拉唑（洛赛克）40～80mg，静脉注射或静脉滴注，1～2次/d。

（2）奥曲肽0.1mg，每8小时1次皮下或肌内注射或静脉注射。亦可首剂100μg静脉注射，以后每小时25μg持续静脉滴注，维持3～7d，并应尽早应用。

3.抑酶制剂

（1）抑肽酶每日20万～30万U，溶于葡萄糖溶液中静脉滴注，早期使用可能对抑制胰蛋白酶有效。

（2）加贝酯100mg干冻粉溶于5mL注射液中，再加入5%葡萄糖溶液500mL中缓慢静脉滴注，2次/d。逐渐增加剂量至每日1000mg，连用1周。

4.止痛

可用哌替啶、异丙嗪和（或）阿托品肌内注射。

5.抗生素

水肿型一般不用抗生素，但临床上习惯应用；出血坏死型胰腺炎要给予足量有效的抗生素，可选用头孢菌素类、氟喹诺酮类、硝唑类等。

6.糖皮质激素

一般不用糖皮质激素；在出血坏死型胰腺炎时，可酌情短期内应用。

7.外科治疗

手术适应证：①诊断未明确与其他急腹症难以鉴别时；②出血坏死型胰腺炎经内科治疗无效；③胰腺炎并发脓肿、假囊肿、弥漫性腹膜炎、肠麻痹坏死；④胆源性胰腺炎处于应激状态，需手术解除梗阻。

十二、慢性胰腺炎

慢性胰腺炎是由于胰腺反复发作性或持续性炎症，引起胰腺广泛的纤维化，致使胰腺泡和胰岛萎缩，内外分泌功能减退而引起一系列临床表现，主要为腹痛、消化吸收障碍、腹部包块、消瘦、黄疸、糖尿病等表现。

（一）诊断提示

（1）反复发作的左上腹部疼痛，可向后背两胁下、前胸等处放射，饮食、饮酒可诱发或加重症状，间隔数月或数年发作一次，以后逐渐缩短，直至变为持续性疼痛。

（2）急性发作时，可有发热、黄疸；出现内外分泌功能不足时，可有腹胀、脂肪泻、食欲减退、恶心、嗳气、厌食油腻、乏力、消瘦，后期血糖耐量减低，有隐性或显性糖尿病。

（3）部分病例可无体征或仅有上腹部轻压痛，并发假性囊肿时可触及包块。胰腺纤维化或假性囊肿挤压血管可引起脾大和静脉血栓形成，血栓延伸至门静脉可致门静脉高压和胸腹腔积液形成。肿大的胰腺可压迫胆总管致阻塞性黄疸和胆汁性肝硬化。

（4）血清和尿淀粉酶急性发作时升高，平时可不增高。

（5）大便检查：镜下可见脂肪滴和未消化的肌肉纤维。

（6）苯替酪胺（胰功肽）（BT-PABA）试验：口服苯甲酰-酪氨酸-对氨苯甲酸0.5g，胰腺分泌的糜蛋白酶将其分解后，自尿中排出对氨苯甲酸，若6h回收率＜60%，表示胰外分泌功能不良。血清缩胆囊素：正常为30～300pg/mL，慢性胰腺炎可高达8000pg/mL。血浆胰多肽：主要由胰腺PP细胞分泌，空腹血浓度正常为8～313pmol/L，餐后血浆中浓度迅速增高，而慢性胰腺炎患者血浆胰多肽明显下降。

（7）X线腹部平片可见胰腺部位钙化、胰管结石及假性囊肿。B超显示胰腺增大或缩小，形态不规则，回声低，胰管狭窄、不规则，偶见结石、钙化及假性囊肿。

（8）MRI、CT同B超所见相似，但对胰周围血管变化可显示更清楚。经十二指肠镜逆行胰胆管造影、胰胆管造影、超声内镜等检查手段，必要时亦可选用。

（二）治疗措施

（1）急性发作期同急性胰腺炎治疗。

（2）胰性腹泻者，少食多餐，减少脂肪摄入，可用胰酶片，餐后3～5g，餐间1～2g；间歇期给予高热量、高蛋白、低脂饮食；营养不良、消瘦者可静脉注射高营养物质；基础胃酸高者可给西咪替丁、奥美拉唑等；补充维生素，尤其B族维生素。腹痛者可给予非麻醉性止痛药如布洛芬、扑热息痛等。糖尿病轻者口服降糖药，重者予胰岛素皮下注射。

（3）内镜介入治疗：经十二指肠镜行乳头括约肌切开，可减压止痛，并可用超细径内镜插入胰管，或用气囊导管、套篮取出胰管结石或蛋白栓子。

（4）外科治疗：对胰腺假性囊肿、胆总管梗阻、难以消退的黄疸、持续性剧痛、脾静脉及门静脉受压或血栓形成、不能排除癌变者应进行手术治疗。

第三章 内分泌与代谢性疾病

一、甲状腺毒症与甲状腺功能亢进症

甲状腺毒症，系指由多种因素引起的甲状腺素分泌过多而发生的高代谢综合征。典型患者临床表现为食欲增强、易激动、心率增快等代谢亢进和交感神经兴奋症状。由甲状腺本身产生甲状腺激素过多引起的称为甲状腺功能亢进症。二症共同病理变化为甲状腺弥漫性、结节性或混合性肿大所引起，临床表现类似。

（一）诊断提示

（1）多无明确病因，部分病例发病前可有精神刺激、感染、妊娠、手术等病因，部分患者可有其他自身免疫性疾病史。

（2）因怕热、多汗、易倦、烦躁、心悸、无力、手抖、食欲亢进而消瘦、大便次数增多等高代谢症候群表现，女性月经稀少。

（3）心动过速、心音增强、脉压增大，可有期前收缩、心房颤动、周围血管征阳性（水冲脉、毛细血管搏动和枪击音）。

（4）甲状腺弥漫性或结节性肿大，局部可有细震颤及血管杂音。

（5）可伴有突眼症及甲亢眼症，部分病例可有浸润性突眼和手指细震颤，胫前黏液性水肿，杵状指（趾），皮肤温湿、潮红。

（6）基础代谢率升高，甲状腺摄 ^{131}I 率升高（3h＞25%；24h＞45%），高峰值提前（3h 的甲状腺摄 ^{131}I 率为 24h 的 80%以上）。T_3 抑制试验阴性（不能抑制）。

（7）血清总甲状腺素（TT_4）、总三碘甲状腺原氨酸（TT_3）、游离甲状腺素（FT_4）升高。血清促甲状腺素（TSH）水平降低，促甲状腺激素释放激素（TRH）兴奋试验无反应。

（8）甲状腺刺激性抗体（TSAb）可阳性，甲状腺自身抗体如甲状腺球蛋白抗体、甲状腺微粒体（过氧化酶）抗体的阳性率和滴度可升高，缓解期可阴性或滴度正常。

（9）甲状腺核素扫描可见甲状腺弥漫性肿大，也可发现冷、热结节。

（10）淡漠型甲亢及甲亢危象等有特殊临床表现和类型。

（二）治疗措施

1.一般治疗

适当休息，防各种刺激因素，宜"三高"饮食：高能量、高蛋白、高维生素，口服少量镇静药，如地西泮 2.5mg，3 次/d。忌服含碘药物及食物，勿揉捏甲状腺。

2.抗甲状腺药物治疗

（1）药物及用法：甲巯咪唑（他巴唑）或卡比马唑（甲亢平）10mg，8h1 次，重症短期内可用至20mg，8h1 次；用丙或甲硫氧嘧啶100mg，8h1 次，重症可用至600mg/d，连服4～6周。如症状好转，基础代谢率下降，血清甲状腺素降至正常水平，应酌情减至维持量，甲巯咪唑 5～10mg/d，丙/甲硫氧嘧啶 50～100mg/d，并连续服药 1.5～2 年。甲巯咪唑初治剂量可用 15mg/d，1 次/d，疗效与常规量相仿，不良反应少。

（2）注意事项：治疗初 3 个月内每周查白细胞计数及分类1～2 次，如白细胞计数下降至 $3.5×10^9$/L 以下，中性粒细胞低于 $1.5×10^9$/L，应暂停服药，可加用升白细胞药物；如有明显发热、皮疹等过敏反应立即停药，可用抗组胺药物；定期复查血中甲状腺素水平以指导治疗；孕早期最好用丙硫氧嘧啶，剂量宜小，哺乳期女性应用甲巯咪唑。

（3）终止治疗指征：已服用 1.5～2 年，且需要维持量小（如甲巯咪唑 2.5～5mg/d）者；原甲状腺肿缩小，血管杂音消失；抗甲状腺微粒体抗体阴性或滴度正常，或 TRAb 转为正常者。

3.放射性碘（^{131}I）治疗

（1）适应证：甲状腺弥漫性中度肿大，用抗甲状腺药过敏者；长期抗甲状腺药治疗后复发者；年老及有心、肝、肾严重并发症；有出血性疾病及白细胞减低、拒绝手术、浸润性突眼者。

（2）禁忌证：妊娠及哺乳期女性。

（3）方法：在服碘前2～4周，禁用碘剂或其他含碘的食物及药物。病情重者在服 ^{131}I 后 1～7d 可加服硫脲类药或普萘洛尔，直至甲状腺功能恢复正常。一般服 ^{131}I 后 2～3 周症状开始好转，3～6 个月缓解。根据病情必要时于 6～9 个月以后再考虑进行第 2 次 ^{131}I 治疗。

4.手术治疗

（1）手术适应证：毒性结节性甲状腺肿；甲状腺显著肿大；服抗甲状腺药后，甲状腺增大明显，甲状腺肿大压迫邻近器官；抗甲状腺药治疗后无效或病情复发；胸骨后毒性甲状腺肿；坚持长期治疗有困难者。

（2）手术禁忌证：年老体弱，伴有心脏及其他严重疾病者；突眼明显者；重度活动性突眼或慢性淋巴性甲状腺炎者；早或晚期妊娠者。

5.对症治疗

对心率较快者可用β受体阻滞药，如普萘洛尔（心得安）10～30mg，6～8h1 次。

二、甲状腺危象

甲状腺危象系指在甲亢未经治疗或治疗但病情未控制的情况下，由于应激使大量甲状腺素释放入血，致使甲亢病情突然加剧出现危及生命的状态。其诱因主要有感染、精神刺激、劳累、手术（包括甲状腺手术）、外伤、不适当停用抗甲状腺药及放射性碘（^{131}I）治疗等。临床表现为多系统、多脏器功能障碍。

（一）诊断提示

1.典型的甲状腺危象

（1）全身反应：体温高热（38.5～41℃），皮肤潮红、大汗淋漓，甚至虚脱。

（2）消化道反应：恶心、呕吐、腹泻、体重下降、黄疸或肝功能异常。

（3）心血管反应：心悸、气短、心率增快（140 次/min 以上），可有心律失常、心衰及休克。

（4）中枢神经系统反应：烦躁不安，可有嗜睡、谵妄、昏迷。

（5）实验室检查符合甲亢，也可伴有低血钾、低血钠等。

2.淡漠型甲亢症危象

（1）淡漠、嗜睡、无力、消瘦甚至恶病质，体温稍高，脉率稍快或变慢，脉压小，可有心衰、谵妄、昏迷，多见于老年患者。

（2）甲状腺轻度肿大，甲状腺功能检查符合甲亢症、血清 FT_3、FT_4 水平增高。

（二）治疗措施

1.降低周围组织对甲状腺激素的反应

（1）普萘洛尔 20～40mg，口服，6～8h1 次；在密切监护下，静脉内缓慢注射，不超过 1mg。

（2）利血平 1～2mg 肌内注射，6～8h1 次，症状好转后减量。

2.抑制甲状腺激素的生成和分泌

（1）用碘前 1h 同时口服或鼻饲丙硫氧嘧啶 600～1000mg/d，以后减量至每次 250mg，每 4 小时口服。也可用甲巯咪唑为 60～100mg/d，手术后发生的甲状腺危象不需再用硫脲类药。

（2）复方碘溶液（卢戈溶液）30 滴，以后 5～10 滴，每 8 小时 1 次口服，或碘化钠 0.5～1.0g 加入 5%葡萄糖盐水 500mL 中，缓慢静脉滴注 12～24h，危象消除即可停用。

3.对症处理

（1）吸氧、物理降温，防止用水杨酸制剂降温。

（2）纠正水及电解质失衡，补充葡萄糖和维生素。

（3）抗感染，根据病情和病原菌选用。

（4）烦躁不安时可用地西泮 10～20mg 肌内注射，必要时可行人工冬眠（异丙嗪 50mg,哌替啶 50mg 加入 5%或 10%葡萄糖溶液中静脉滴注,根据病情调整滴速和剂量）。

4.糖皮质激素

氢化可的松 100～300mg 或地塞米松 10～20mg 加入 10%葡萄糖溶液 500mL 中静脉滴注，6～8h1 次，症状改善后逐渐减量停药。

三、甲状腺功能减退症

甲状腺功能减退症简称甲减症，系指甲状腺激素缺乏或甲状腺激素抵抗，机体代谢及各系统功能下降引起的临床综合征。成人甲减症也称黏液性水肿，婴儿期发病者称为克汀病或呆小病。病因与甲状腺、垂体、下丘脑及受体的原发疾病有关。

（一）诊断提示

1.病史

有地方性甲状腺肿、自身免疫性疾病、甲状腺手术、放射性碘治疗甲亢症，以及用抗甲状腺药物治疗史，有甲状腺炎或丘脑-垂体疾病史等。

2.临床表现

（1）主要表现为无力、嗜睡、畏寒、少汗、反应迟钝、精神不振、记忆力减退、腹胀、便秘、发音低沉、体重增加、月经血量多。

（2）皮肤干燥无光泽、粗糙、发凉、非凹陷性黏液性水肿。毛发干枯、稀少、易脱落。体温低、脉率慢、脉压小、心脏扩大、腱反射迟缓、掌心发黄。

（3）严重患者可出现黏液性水肿昏迷：体温低于 35℃，呼吸浅慢，心动过缓，血压降低，反射消失，意识模糊或昏迷。

3.辅助检查

（1）基础代谢率低于正常。

（2）血清 TSH 值升高，TT_4、FT_4减低。

（3）原发性甲减症可有血清免疫复合物（CIC）及 IgG 升高，甲状腺球蛋白抗体、甲状腺微粒体（过氧化酶）抗体阳性，滴度增高。

（4）X 线片检查可有心脏扩大、心包积液。

（5）心电图示心动过缓，低电压，Q-T 间期延长，ST-T 异常。

（6）超声心动图示心肌增厚，可有心包积液。

（7）可有血脂升高、血糖降低、肌酸磷酸激酶（CPK）增高、葡萄糖耐量曲线低平。

（8）蝶鞍 X 线片、垂体 CT 或 MRI 可发现有关病变。

（二）治疗措施

1.替代治疗

（1）甲状腺素片：开始 10～20mg/d，以后每 2～3 周增加 10～20mg，直至见效。维持量为 60～180mg/d，目前已较少使用。

（2）左旋甲状腺素钠（L-T$_4$）25μg/d，逐渐增加至 100～200μg/d，每 1～2 周增加 50μg；碘塞罗宁（三碘甲状腺氨酸，L-T$_3$）30～50μg/d。二者也可联合应用，按 3：1 或 4：1 配制。

（3）糖皮质激素：如合并有糖皮质功能减退，应先用小剂量氢化可的松，再行甲状腺素片替代治疗。

2.中药治疗

可用黄芪、党参、仙灵脾、仙茅、补骨脂等治疗。

3.其他治疗

贫血者补铁剂、维生素 B$_{12}$、叶酸等。

4.黏液性水肿昏迷的治疗

（1）保暖，给氧，保持呼吸道通畅，必要时气管切开，机械通气。

（2）首选 LT$_3$ 静脉注射，每 4 小时 10mg 或 LT$_4$ 300μg 静脉注射，以后静脉注射 50μg/d，患者清醒后改口服 LT$_4$。

（3）氢化可的松 200～300mg/d 加入 5%～10%葡萄糖溶液中静脉滴注。病情好转后迅速减量，数天后停用。

5.控制感染，治疗原发病。

四、慢性淋巴细胞性甲状腺炎

慢性淋巴细胞性甲状腺炎又称桥本病或自身免疫性甲状腺炎，系甲状腺炎中最常见的一种。这是由于自身免疫因子引起的伴有甲状腺淋巴细胞浸润及纤维化的慢性炎症。

（一）诊断提示

（1）中年女性多见，早期无明显症状，部分患者有甲亢症状，晚期可有甲减症表现。

（2）甲状腺中度弥漫性肿大，表面光滑，坚实，分叶状，一般无疼痛及压痛，少数早期可有压痛。

（3）红细胞沉降率增快，血清球蛋白升高。

（4）甲状腺摄 ^{131}I 率减低。过氯酸盐排泌试验阳性，甲状腺片 T_3 抑制试验阳性。血清 TT_3、TT_4、TSH 水平早期正常或可升高或减低，晚期血清 TT_3、TT_4 水平下降，TSH 水平升高。

（5）免疫学检查：IgG、IgA 水平升高，淋巴细胞转换率增高，辅助性 T 淋巴细胞百分数增加，甲状腺自身抗体强阳性，滴度明显升高。

（6）本病易与其他自身免疫性疾病并存，如恶性贫血、系统性红斑狼疮、类风湿关节炎、萎缩性胃炎等。本病可与甲亢症（桥本-甲亢症）、结节性甲状腺肿、甲状腺癌并存。必要时做甲状腺扫描、活检或手术探查，确定诊断。

（二）治疗措施

（1）如存在甲减，给予甲状腺素片 80～160mg/d，或 L–T_4 50～200μg/d，剂量根据患者是否有甲减和有无心血管合并症而定。

（2）伴有甲亢者患者可同时给予抗甲状腺药。

（3）甲状腺肿大明显而迅速发展或伴有压迫症状者可短期应用泼尼松 30mg/d，分 3 次口服，症状缓解后减量。

（4）压迫症状明显经以上治疗无效或疑及甲状腺癌者可考虑手术治疗。

五、单纯性甲状腺肿

单纯性甲状腺肿（simplegoiter）俗称"粗脖子病"，系以缺碘为主的代偿性甲状腺肿大。起病缓慢，常无自觉症状，表现为甲状腺部位弥漫性、对称性肿大，甲状腺功能基本正常。

（一）诊断提示

（1）女性多见，青春期、妊娠期、哺乳期发病或加重。可有家族遗传史及地方性病史（地方性甲状腺肿）。感染可诱发。

（2）颈前下方甲状腺部位进行性肿大，随吞咽上下移动，一般无疼痛、无甲状腺功能障碍。

（3）甲状腺肿大，程度和质地不一，严重者可呈巨大甲状腺肿。常有大小不等的多个结节，可有纤维性变、钙化。无震颤及血管杂音。肿大显著者，可引起压迫症状如咽部紧缩感、刺激性干咳、劳累后气促、吞咽困难、发音嘶哑等。

（4）基础代谢率正常，少数可偏低。血清三碘甲状腺原氨酸总量（TT_3）正常或升高、甲状腺素总量（TT_4）水平正常或偏低，血清 TSH 水平正常，严重缺碘时升高。甲状腺摄 ^{131}I 率正常或升高，但高峰值不提前，甲状腺素片或 T_3 抑制试验呈阳性（可抑制）。

（5）放射性核素甲状腺扫描可发现甲状腺弥漫性增大或间有多个温结节和（或）冷结节。

（6）X 线胸片可发现胸内甲状腺肿、气管受压情况。

（7）B 型超声可见甲状腺弥漫性增大和（或）多个实质性结节和（或）冷肿。

（8）排除甲状腺炎、结节性甲状腺肿、腺瘤、癌肿等。

（二）治疗措施

（1）自觉症状不明显、无压迫症状的散发性甲状腺肿，尤其青春期患者，可不注射药物治疗。

（2）碘化食盐，100mg/d，食用海带等含碘高的食物，改善碘营养状态，MUI100～

200μg/L 是碘摄入量的适宜和安全范围，妊娠和哺乳女性碘摄入量的推荐标准MUI150～250μg/L。

（3）酌情使用甲状腺素片或 LT4。

（4）中药治疗，可选用海藻、昆布、浙贝母、青皮、海浮石、半夏、夏枯草等。

（5）压迫症状明显或疑有恶变者，可手术治疗。

六、尿崩症

尿崩症系由下丘脑-神经、脑垂体多个部位病变引起的抗利尿激素缺乏或肾脏对抗利尿激素不敏感，导致肾小管重吸收水的功能障碍。临床上以多尿、烦渴、多饮、脱水为主要表现，尿比重和尿渗透压均低。

（一）诊断提示

（1）青壮年多见，原发性者可有家族史。继发者多见于头颅创伤、下丘脑-垂体手术、肿瘤、感染、血管病变、血液病等。

（2）多尿，每日尿量可达 5～10L，严重者可达 18L；烦渴、多饮、皮肤干燥；唾液、汗液减少；便秘、消瘦、困倦无力；严重者可患有精神失常、虚脱及电解质紊乱。

（3）尿渗透压持续<200mmol/L（200mOsm/L），尿比重常<1.005，肾功能正常。

（4）禁水-加压素试验，禁水一定时间，当尿浓缩至最大渗透压而不能再上升时，注射加压素，正常人注射外源性 AVP 后，尿渗透压不再升高，肾性尿崩症对注射 AVP 无反应。

（5）血浆抗利尿激素（ADH）水平低下。

（6）需排除肾源性多尿、糖尿病、高钙血症、低血钾等代谢性多尿。

（二）治疗措施

1.饮食调节

限制钠盐、咖啡及茶类。

2.激素替代治疗

（1）去氨基右旋精氨酸加压素（DDAVP）：鼻腔喷雾，每次 10～20μg，疗效维持 10～12h，2 次/d；去氨加压素（弥凝）片 300～1200μg/d，分 3 次口服。

（2）垂体后叶素水剂 0.5～1mL（5～10U）皮下注射，4～8h1 次，适用于颅脑手术或外伤后病情骤变者。

（3）鞣酸加压素油剂（长效尿崩停），1 次肌内注射 1～2.5U，疗效维持 3～4d。宜从小剂量（0.5U）开始，防止发生水中毒。

3.非激素药物治疗选择

（1）氢氯噻嗪 25～50mg，3 次/d，用药期间应进低盐饮食及注意补钾。

（2）氯磺丙脲 100～200mg/d，1 次口服。用药期间注意有无发生低血糖。

4.病因治疗

颅内肿瘤引起者可进行放射治疗或手术切除肿瘤；结核感染引起者抗结核治疗。

5.中药治疗

鲜芦根 50g、麦冬 9g、知母 6g、天花粉 15g、竹叶 6g、北沙参 15g、葛根 9g、乌梅 9g、黄芩 9g，水煎服，每日 1 剂。

七、皮质醇增多症

皮质醇增多症又称库欣综合征，系由于垂体或垂体外的某些肿瘤组织分泌过量促肾上腺皮质激素（ACTH），使双侧肾上腺皮质增生，或由肾上腺皮质的肿瘤生长而分泌过量的皮质醇所致的临床综合征。

（一）诊断提示

（1）多见于青中年女性，男性、女性发病之比约为 1∶5。

（2）多呈向心性肥胖，以面、颈及躯干部位最为明显，四肢相对瘦小，脸圆如满月，常有痤疮。皮肤皮薄多毛，松弛无弹性，多有皮脂溢出，晚期全身呈淡红色，常有皮肤脱屑。典型者在大腿上部、肩、膝等部位处出现紫红色、对称性、中间宽两端细的粗大紫纹。青少年患者发育迟缓，男性患者可出现阳痿，女性患者出现月经减少或闭经。骨质疏松，病理性骨折是本病晚期特征。可有佝偻、胸痛、背痛、血糖升高、精神异常、水盐代谢紊乱和高血压，中晚期引起心肌损害。

（3）血嗜酸性粒细胞、淋巴细胞减少，血钠、氯偏高，血钾偏低，碱血症，高血糖，葡萄糖耐量降低，尿钙增多。

（4）尿游离皮质醇增高，血浆皮质醇升高，且昼夜周期性波动消失。

（5）血浆促肾上腺皮质激素（ACTH）测定：双侧肾上腺皮质增生者增高，异位ACTH分泌综合征常显著升高，而皮质腺瘤或癌肿时降低，库欣综合征时降低甚至测不出。

（6）地塞米松抑制试验：隔夜单剂量试验，次晨血皮质醇不受明显抑制；小剂量抑制试验，不能抑制，但需除外单纯性肥胖症；大剂量抑制试验，肿瘤者不被抑制。

（7）ACTH兴奋试验：注射ACTH后，血浆皮质醇、24h尿游离皮质醇，在双侧肾上腺皮质增生者明显升高；腺瘤或异位ACTH分泌综合征可稍升高；腺癌无反应。

（8）颅骨平片可有蝶鞍扩大，骨质吸收。CT或MRI可发现垂体微腺瘤，胸片可见异位ACTH肿瘤，骨骼片示骨质疏松、病理性骨折。

（9）肾上腺B超、CT、MRI、放射性核素（125I-胆固醇）扫描、肾上腺血管造影等检查可鉴别双侧肾上腺增生或肿瘤，并做定位诊断。

（10）应除外长期应用糖皮质激素或饮用乙醇饮料引起的类库欣综合征。

（二）治疗措施

1.肾上腺皮质增生治疗

（1）垂体无明确病变者，用60Co或深度X线照射垂体，也可用重离子或质子线照射。

（2）垂体有微腺瘤者经蝶窦切除。

（3）症状明显又不能做垂体手术者，行肾上腺次全切除或全切除。术后3个月内做垂体放疗。

（4）药物治疗：可用赛庚啶（24mg/d，分3～4次服）或溴隐亭，也可用糖皮质激素合成阻滞药，如美替拉酮（1～2g/d，分3～4次服），或可用中药龙胆泻肝汤等。

2.肾上腺腺癌

尽量早期切除根治。如不能手术，试用下列化疗：

（1）米托坦（双氯苯二氯乙烷），2～6g/d，分3～4次服用，持续治疗4～6个月以上。

（2）美替拉酮250～500mg，分3～4次口服，必要时增至6g/d。

（3）氨鲁米特0.75～1.5g/d，分2次口服。

（4）酮康唑400～1200mg/d，维持量600～800mg/d，治疗过程中需观察肝功能。

3.对症处理

补钾、抗生素、防治病理性骨折。

八、肾上腺危象（急性肾上腺皮质功能衰竭）

肾上腺危象所表现的是急性肾上腺皮质功能衰竭是由于感染、较大手术、严重创伤、变态反应、静脉血栓形成及激素治疗后减量过快等原因所引起，临床上以过高热、嗜睡、烦躁、休克、昏迷、皮肤紫癜和急性消化道症状为主要表现。

（一）诊断提示

1.病史

常有肾上腺切除或其他大手术、创伤、慢性肾上腺皮质功能减退、长期使用激素、骤然停药和急性感染病史。

2.临床表现

常有高热、头痛，皮肤及黏膜广泛出血，体温可达41℃以上，恶心、呕吐频繁、低血压、休克及意识障碍，严重者出现全身衰竭和昏迷。

3.实验室检查

①白细胞总数及嗜酸性粒细胞明显升高；②低钠、低血糖；③血尿素氮和肌酐增

高；④血浆皮质醇呈低水平。

（二）治疗措施

1.对症治疗

吸氧，监护呼吸、血压、心率、瞳孔等生命体征，惊厥抽搐者慎用巴比妥及吗啡类药物。

2.激素治疗

氢化可的松 100～300mg 加入 5%葡萄糖生理盐水 500mL 中静脉滴注，4～8h 可重复，第 1 天可用 400～600mg，病情好转后逐渐减量，或改用泼尼松（强的松）口服。

3.补液治疗

通常第 1 天 2500～3000mL，以后根据血压、尿量调整用量，注意补钾。

4.抗休克治疗

有休克表现或经补液和激素治疗临床症状仍不能缓解，可用血管活性药物。

5.抗感染治疗

根据病情和细菌感染类型选择有效的抗生素。

6.其他治疗

发生弥散性血管内凝血（DIC）时可用低分子量肝素等。

九、低血糖症

低血糖症是一组多种病因引起的以静脉血浆葡萄糖（简称血糖）浓度过低，临床上以交感神经兴奋和脑细胞缺糖为主要特点的综合征。一般以血糖浓度低于 2.8mmol/L 作为低血糖的标准。

（一）诊断提示

1.自主（交感）神经过度兴奋表现

出汗、饥饿、感觉异常、流涎、颤抖、心悸、紧张、软弱无力、四肢冰凉等。青中年人、中年人由于摄入不足或其他原因亦可发生低血糖症。糖尿病患者治疗期间由于血糖快速下降，即使血糖高于 2.8mmol/L，仍可出现明显的交感神经兴奋症状，称为低血糖反应。

2.脑神经功能障碍的表现

初期表现为头晕、视物模糊、易怒等。继之出现躁动不安、惊厥、严重时昏迷，甚至死亡。低血糖时临床表现的严重程度取决于低血糖的程度、低血糖发生的速度及持续时间、机体对低血糖的反应性、年龄等。

3.低血糖症

根据低血糖典型表现（Whipple 三联征）可确定低血糖症：低血糖症状、发作时血糖低于 2.8mmol/L、供糖后低血糖症状迅速缓解。低血糖发作时应同时测定血浆葡萄糖、胰岛素和 C 肽水平，以证实有无胰岛素和 C 肽不适当分泌。

4.胰岛素释放指数

为血浆胰岛素（mU/L）与同一血标本血糖值（mg/dL）之比。正常人该比值<0.3，多数胰岛素瘤患者>0.4，甚至>1.0 血糖不低时测定此值无意义。

5.48～72h 饥饿试验

高度怀疑胰岛素瘤的患者应在严密观察下进行饥饿试验。开始前取标本测定血糖、胰岛素、C 肽，之后每 6 小时 1 次测定上述各项指标，如血糖≤3.3mmol/L 时，应改为每 1～2 小时 1 次，血糖<2.8mmol/L 且患者出现低血糖症状时结束试验。

6.延长（5h）口服葡萄糖耐量试验

口服 75g 葡萄糖，测定服糖前、服糖后 30min 及 1h、2h、3h、4h、5h 的血糖、胰岛素和 C 肽。

7.其他

以脑缺糖为主要表现者，有时可误诊为精神病、精神疾病或脑血管意外等。

（二）治疗措施

（1）了解掌握低血糖的诊断线索，如酗酒史、服用降糖药物史等，对于不明原因脑功能障碍者需及时监测血糖。

（2）青壮年轻中度低血糖，口服糖水、含糖饮料、饼干、馒头等即可缓解。对于药物性低血糖，及时停用相关药物。重度低血糖者或疑似低血糖昏迷者，及时监测血糖给予 50%葡萄糖液静推，继之以 5%～10%葡萄糖液静脉滴注，必要时静脉滴注氢化可的松。神志不清者防止喂食以避免窒息。

十、高尿酸血症

高尿酸血症是嘌呤代谢障碍引起的代谢性疾病。少数患者可发展为痛风，出现急性关节炎、痛风肾和痛风石等临床症状和阳性体征。临床上分为原发性和继发性。

（一）诊断提示

1.发病特点

多见于 40 岁以上的男性，女性多在更年期后发病，常有家族遗传史。

2.无症状期

仅有波动性或持续性高尿酸血症，可长达数年或数十年，随年龄增长痛风患病率增高，但有些终身不出现症状。

3.急性痛风性关节炎期

多在午夜或清晨突发起病，关节剧痛，受累关节红肿热痛、功能障碍。单侧第 1 跖趾关节最常见。发作常呈自限性，多于 2 周内自行缓解。可伴高尿酸血症，部分患者急性发作时血尿酸正常。关节液或皮下痛风石可见针形尿酸盐结晶。秋水仙碱可迅速缓解以上症状。可伴有发热。

4.慢性痛风性关节炎期

痛风石是痛风的特征性临床表现，较少继发感染。关节内大量沉积的痛风石可造成关节骨质破坏、关节周围组织纤维化、继发退行性改变等，临床表现为持续关节肿痛、压痛、畸形、关节功能障碍。

5.痛风性肾病

起病隐匿，早期仅间歇性蛋白尿，随病情进展可呈持续性，伴有肾浓缩功能受损时夜尿增多，晚期可出现肾功能不全，表现为水肿、高血压、血肌酐升高，少数患者可表现为急性肾衰竭。部分痛风患者肾有尿酸结石，结石较大者可发生肾绞痛、血尿。结石引起梗阻者导致肾积水、肾盂肾炎、肾积脓或肾周围炎、急性肾衰竭。

6.痛风眼部病变

肥胖痛风患者常反复发生睑缘炎，眼睑皮下组织中发生痛风石。

7.其他

（1）血尿酸升高。

（2）滑囊液或痛风石内容物在偏振光显微镜下可见针形尿酸盐结晶。

（3）急性关节炎期可见非特征性软组织肿胀，慢性期可见软骨缘破坏，关节面不规则，穿凿样、虫蚀样圆形或弧形骨质缺损为特征性改变。

（4）排除继发性高尿酸血症、类风湿关节炎、化脓性关节炎、假性痛风、肾石病等。

（二）治疗措施

1.一般治疗

控制饮食总热量，限制饮酒，低嘌呤饮食，每日饮水 2000mL 以上以增加尿酸排泄，慎用抑制尿酸排泄的药物如噻嗪类利尿药等，防止诱发因素。在放疗及化疗时严密监测血尿酸水平。

2.高尿酸血症的治疗

①排尿酸药物，如苯溴马隆、丙磺舒。但内生肌酐清除率＜30mL/min 时无效，已有尿酸结石时不宜使用；②抑制尿酸合成药物：非布司他、别嘌醇；③碳酸氢钠可碱化尿液，使尿酸不易在尿中形成结晶，每日口服 3～6g，长期服用可致代谢性碱中毒。

3.急性痛风性关节炎的治疗

卧床，抬高患肢。①秋水仙碱是治疗急性痛风性关节炎的特效药物。口服 0.5g 每日 3 次。不良反应为恶心、呕吐、厌食、腹胀、白细胞减少、血小板减少等；②非甾体抗生素如吲哚美辛、双氯芬酸、布洛芬等。活动性消化性溃疡、消化道出血为其禁忌证；③糖皮质激素如泼尼松，疗程不超过 1 周。

第四章　普通外科疾病

第一节　皮肤及全身炎症性疾病

一、疖和疖病

疖和疖病是单个毛囊及周围组织的急性化脓性感染。不同部位同时发生几处疖，或者在一段时间内反复发生疖，称为疖病。多发生于毛发丛生和皮脂腺较多的部位，致病菌多为金黄色葡萄球菌。

（一）诊断提示

（1）以毛囊及皮脂腺为核心的圆形小硬结，红肿、疼痛，硬结逐渐增大，呈锥形，顶端出现黄白色脓头。

（2）小疖多无全身症状，大疖或疖病可有全身不适、发热、畏寒、头痛等。疖肿发生于面部"危险三角区"内，病情加剧或被挤碰时，可引起化脓性海绵窦炎，出现全身中毒症状，病死率高。

（二）治疗措施

（1）早期可予以热敷、理疗。范围较大时，外敷鱼石脂软膏。

（2）出现白色脓头后，在无菌操作下将脓头破掉，放置引流条。若脓液多，引流不畅，应切开引流。严禁挤压排脓，尤其口鼻三角区，以免炎症扩散，引起颅内严重感染。

（3）有全身中毒症状者应用抗生素，可选用青霉素或复方磺胺甲噁唑等抗菌药物。

（4）疖病应针对原发病加以治疗，如患糖尿病、营养不良等。

二、痈

痈是指相邻的多个毛囊及其周围组织的急性化脓性感染，也可由多处疖融合而成。多发生于颈及背部厚韧皮肤部。该处感染常沿深筋膜向四周脂肪组织扩散，致病菌多为金黄色葡萄球菌。

（一）诊断提示

（1）多个相邻的毛囊和皮脂腺呈大片酱红色炎症性浸润区，稍隆起，质地坚韧，局部剧痛，继之出现多个脓栓，破溃后呈蜂窝状。中心皮肤坏死、溶解、塌陷，呈"火山口"状，内有大量脓液。

（2）有畏寒、高热、食欲缺乏、头痛、头晕等全身中毒症状。

（3）血白细胞及中性粒细胞百分比偏高。

（4）区域淋巴结肿大和压痛，病变周围呈浸润性水肿。

（5）查血糖，以除外并存的糖尿病。

（二）治疗措施

（1）早期局部用50%硫酸镁或3%高渗盐水湿热敷或理疗。

（2）急性期卧床休息，用青霉素类及头孢菌素类抗生素静脉滴注。最好根据培养及药敏试验选用抗生素。

（3）脓肿形成后，应做"＋"或"＋＋"形切开，切口要超过病变边缘皮肤，深达筋膜，去除坏死组织，伤口填以盐水纱布。经常更换敷料，每日或隔日1次，保持创面清洁。缺损较大，肉芽组织长出后及时植皮。

（4）合并糖尿病或其他疾病时，应同时治疗。

三、急性蜂窝织炎

急性蜂窝织炎是指疏松结缔组织的急性感染，可发生在皮下、筋膜下、肌肉间隙或是深部蜂窝组织。病变没有包壁，扩散迅速，与正常组织无明显界线，多因外伤感染或附近感染灶扩散引起。致病菌主要是溶血性链球菌，次为金黄色葡萄球菌、大肠埃希菌等。

（一）诊断提示

（1）浅部蜂窝织炎局部红、肿、热、痛，中心区域较深，与周围皮肤组织界线不清，有明显压痛。深部蜂窝织炎局部炎症表现不明显，但有深压痛和压陷性水肿，全身症状严重，形成脓肿后，通过穿刺可抽到脓液。根据部位不同，可伴不同程度的功能障碍。下颌或颈部者，可发生喉头水肿及呼吸困难。

（2）病变形成脓肿，破溃后流脓，常并发淋巴管炎及淋巴结炎。

（3）多有高热、寒战、头痛、食欲缺乏等全身中毒症状。

（4）血白细胞及中性粒细胞计数增高。

（二）治疗措施

（1）早期患部局部 50%硫酸镁湿敷。

（2）加强支持治疗，联合应用抗生素，先选用青霉素或头孢类抗菌药物，疑有厌氧菌感染时加用甲硝唑。并根据细菌培养及药敏结果调整用药。

（3）脓肿形成后，及时切开引流。

（4）必要时应用退热止痛药。

四、丹毒

丹毒是由β-溶血性链球菌侵入皮肤及其网状淋巴管引起的急性炎症。多发生于下肢小腿和面部。感染蔓延很快，很少有组织坏死及化脓，治愈后，容易复发，小腿反复复发者可导致象皮腿。

（一）诊断提示

（1）局部皮肤呈火红色，略隆起，扩散迅速，与正常皮肤界线清楚是本病的特点。下肢丹毒多与足癣合并细菌感染有关。

（2）红肿区压之褪色。区域淋巴结肿大，有压痛。常反复发作最终形成淋巴性水肿。

（3）全身症状明显，有高热、寒战、周身不适及头痛等。

（4）血白细胞及中性粒细胞计数增高。

（二）治疗措施

（1）卧床休息并抬高患肢。

（2）早期理疗或 50%硫酸镁湿热敷患处。

（3）应用青霉素类或头孢菌素类抗生素，控制患肢感染，局部及全身症状消退后，继续用药 3～5d，以防复发。

（4）治疗足癣、溃疡、鼻窦炎等。

五、急性淋巴管炎和急性淋巴结炎

急性淋巴管炎和急性淋巴结炎是指病菌从皮肤、黏膜破损处或由其他感染病灶侵入淋巴，导致淋巴管与淋巴结的急性炎症。致病菌多为金黄色葡萄球菌和溶血性链球菌。

（一）诊断提示

（1）常有原发感染灶或皮肤黏膜破损。

（2）淋巴管炎：浅层淋巴管炎在伤口或感染灶附近出现一条或多条"红线"，向近心端延伸。深层淋巴管炎表现患肢肿胀，无红线，有条形触痛区。

（3）淋巴结炎：局部淋巴结大，有红、肿、热、痛及压痛，炎症扩展至淋巴结周围，有数个淋巴结粘连成团，感染严重时可形成脓肿。

（4）严重时伴有发热、寒战、头痛、乏力、全身不适。

（5）白细胞总数及中性粒细胞计数升高。

（二）治疗措施

（1）积极治疗原发灶。

（2）应用青霉素或头孢菌素类抗生素。

（3）有脓肿形成时，及时切开引流，注意防止损伤邻近血管。

六、脓肿

脓肿是指急性感染的病变组织坏死、液化形成脓液积聚，四周形成完整脓腔壁的肿块。多是急性化脓性感染或感染灶转移而来形成脓肿。由结核分枝杆菌感染形成的脓肿称冷脓肿或寒性脓肿。

（一）诊断提示

1.化脓性脓肿

（1）浅表脓肿：局部隆起，有红、肿、热、痛，能触及肿块，有压痛及波动感。

（2）深部脓肿：局部急性炎症表现不明显，但有疼痛及压痛。

（3）较大脓肿：伴有寒战、发热、食欲缺乏等全身症状。

（4）白细胞及中性粒细胞计数升高。

（5）穿刺可抽出脓液。

2.结核性脓肿

（1）病程长，起病慢，无急性炎症表现，常有肺结核、骨关节结核病史。

（2）穿刺抽脓有干酪样物质。

（二）治疗措施

（1）脓肿未形成时，局部热敷、理疗。应用抗生素，多选用青霉素或头孢类抗生素，必要时加用甲硝唑二联用药。

（2）脓肿形成，及时切开充分引流。

（3）结核性脓肿抗结核治疗2周后，进行脓肿及原发灶清除手术。

七、甲沟炎

甲沟炎是指甲沟及其周围组织的感染。多因微小的刺伤、挫伤或剪指甲损伤引起，致病菌多为金黄色葡萄球菌。

（一）诊断提示

（1）有局部损伤史，如拔倒刺、嵌甲、修甲损伤引起。

（2）指甲一侧或两侧皮下组织红肿、疼痛及压痛，有时见黄白色脓液。继续发展，形成甲下脓肿，使甲床与指甲分离，因脓肿不易破溃，疼痛加剧。

（3）严重者形成甲下积脓，可有全身症状。

（二）治疗措施

（1）早期局部热敷、理疗。伴有全身反应者应用青霉素类抗生素药物。

（2）脓肿形成后，在甲沟处行纵行切开引流。甲下积脓多时，可拔除指甲，以免损伤甲床。

（3）因嵌甲刺激引起疼痛，不伴炎症者可经修脚改善症状，长期、反复疼痛可进行手术切除部分嵌甲。

八、脓性指头炎

脓性指头炎是指手指末节掌面的皮下组织急性化脓性感染。又称"瘭疽"，俗称"蛇头疔"。多由刺伤引起，特点是指腹张力大，疼痛剧烈，可引起指骨坏死及骨髓炎，致病菌多为金黄色葡萄球菌。

（一）诊断提示

（1）常有手指末节刺伤史。

（2）早期指尖有针刺样疼痛，轻度肿胀继之掌侧肿胀，出现剧烈跳痛，患肢下垂时加重。局部皮肤稍红，有时呈黄白色、发硬，明显触痛。

（3）有发热、畏寒、周身不适、食欲缺乏等全身症状。

（4）血白细胞及中性粒细胞计数增高。

（5）感染加重时，神经末梢因受压和营养障碍而麻痹，指头痛反而减轻；皮色由红转白，反映局部组织趋于坏死，末节指骨常发生骨髓炎。

（二）治疗措施

（1）应用青霉素或头孢类抗生素治疗。

（2）悬吊固定患肢。

（3）早期切开减压引流，不应等待出现波动。切开后保持引流通畅。有脓肿形成及时切开引流，必要时做对口引流。选择末节指侧面纵切口，切口远侧不超过甲沟的1/2，近侧不超过指节横纹，切口内放引流条，有死骨应去除。

九、急性化脓性腱鞘炎

急性化脓性腱鞘炎是指手的掌面腱鞘急性化脓性感染。多因深部刺伤引起，亦可由附近组织感染蔓延而致。致病菌多为金黄色葡萄球菌。

（一）诊断提示

（1）手指掌侧面有深部刺伤或感染史。

（2）患指明显肿胀，皮肤极度紧张，剧痛、皮温升高。沿腱鞘有明显压痛。

（3）患指关节轻度屈曲，被动伸直疼痛剧烈。

（4）多有发热、畏寒、周身不适等全身症状。

（5）血白细胞及中性粒细胞计数增高。

（6）炎症扩散可蔓延到手掌筋膜间隙或经滑液囊扩散到腕部和前臂，肌腱常可发生坏死和粘连，引起功能障碍。

（二）治疗措施

（1）局部热敷、理疗，悬吊固定患肢。

（2）应用有效抗生素药物治疗。

（3）尽早切开减压引流。在手指侧面，平行沿手指长轴切开，直视下切开整个腱鞘，清除脓液。引起滑囊炎时，尺侧可沿小鱼际肌桡侧切开，桡侧可沿大鱼际肌尺侧切开，切口应当避开手指、手掌的横纹。

十、手掌间隙感染

手掌间隙感染多由腱鞘炎蔓延引起，亦可因直接刺伤发生感染。是手部的严重感染，致病菌多为金黄色葡萄球菌。

（一）诊断提示

（1）有手部外伤和手指化脓性腱鞘炎史。

（2）掌中间隙感染，掌心隆起，正常凹陷消失，皮肤紧张、发白、压痛明显，手背水肿严重；中指、环指和小指处于半屈位，被动伸指可引起剧痛。

（3）鱼际肌间隙感染，掌心凹陷仍在，大鱼际肌和拇指蹼处肿胀并有压痛。示指半屈，拇指外展略屈，活动受限，不能对掌。

（4）伴有高热、寒战、头痛、食欲缺乏等全身症状。

（5）血白细胞及中性粒细胞计数升高。

（二）治疗措施

在有效抗生素的配合下及早手术。

（1）应用大剂量抗生素静脉滴注。

（2）及时切开减压引流，掌中间隙感染切口可在中指和示指间的指蹼掌面纵行切开。切口不能超过掌横纹，以免损伤掌动脉弓。鱼际间隙感染切口，可直接在大鱼际肌肿胀和波动最明显处，亦可在拇指、示指间指蹼处切开。

十一、脓毒症和菌血症

脓毒症是指病原菌及毒素引起的全身性炎症反应的表现，体温、循环、呼吸、神志有明显的改变者；菌血症是脓毒症的一种，即血培养检出病原菌者。常见的致病菌为大肠埃希菌、铜绿假单胞菌、金黄色葡萄球菌、无芽孢厌氧菌、真菌等。

（一）诊断提示

（1）病前常有严重创伤后的感染和各种化脓性感染。

（2）主要表现：骤起寒战，继以高热可达 40～41℃，起病急，病情重，发展迅速；头痛、头晕、恶心、呕吐、腹胀、面色苍白或潮红、出冷汗。神志淡漠或烦躁、谵妄和昏迷；心率加快、脉搏细速，呼吸急促或困难；肝脾可肿大，严重者出现黄疸或皮下出血瘀斑等。部分患者可发生休克或脏器功能障碍。

（3）白细胞总数及中性粒细胞明显升高，核左移，出现中毒颗粒。

（4）伴有寒战、发热时抽血进行细菌培养较易发现细菌，对多次血液细菌培养阴性者，应考虑厌氧菌或真菌脓毒症，可抽血做厌氧菌培养，或做尿和血液真菌检查和培养。必要时做骨髓培养。

（二）治疗措施

（1）应及早彻底清除原发病灶。

（2）早期联合应用抗生素，不要等待培养结果，选用广谱或联合用药，并应用足够剂量。有培养和药敏结果时，及时调整敏感抗生素、疗程要够长，通常体温正常后再用1周以上，对真菌脓毒症，应用抗真菌药。

（3）提高机体抵抗力，严重患者多次输新鲜血。纠正水、电解质酸碱失衡。高热量、高蛋白、易消化饮食，适当补充维生素C。

（4）高热者用药物或物理降温。严重患者可采用人工冬眠，应用糖皮质激素，减轻中毒症状。

（5）休克或脏器功能衰竭患者，应积极迅速抢救。对患者进行外科监护，及时处理。

（6）对原有的糖尿病、肝硬化、尿毒症等同时相应治疗。

十二、气性坏疽

气性坏疽是由梭状芽孢杆菌属侵入肌肉组织引起广泛坏死的严重的急性特异性感染。致病源是一种多菌性混合感染，在低氧的环境下，迅速繁殖，产生多种外毒素，引起肌肉等组织广泛坏死，发展急剧，预后严重，致病菌主要有产气荚膜杆菌、水肿杆菌等。

（一）诊断提示

1.病史

有开放性损伤史，并发此症的时间最早为伤后8～10h，最迟为5～6d，通常在伤后 1～4d。

2.临床表现

（1）进行性加重的伤口剧痛和明显的软组织肿胀，止痛药无效。

（2）伤口周围皮下组织气肿，能触到捻发音。迅速出现伤口肌肉等组织坏死，溢出血性液，伤口恶臭。

（3）早期患者表情淡漠、头痛、头晕、恶心、呕吐、烦躁不安；皮肤、口唇变白，大量出汗、心率加快、体温逐步上升。随着病情的发展，可发生溶血性贫血、黄疸、血红蛋白尿、酸中毒，全身情况可在 12～24h 全面迅速恶化。晚期出现多系统器官功能衰竭。

3.辅助检查

（1）X 线片检查。伤口周围及肌肉组织间有气体。

（2）伤口分泌物涂片检查。有粗短的革兰阴性杆菌，做厌氧菌培养有迅速生长的杆菌。

（二）治疗措施

（1）手术治疗：诊断一经确立，应立即手术。在全麻下扩大伤口，进行广泛、多处纵向切开，彻底清除失去活力的肌肉组织，直到正常肌肉为止。伤口用 3%过氧化氢溶液或 1∶5000 高锰酸钾溶液反复冲洗并湿敷伤口，伤口要敞开。

（2）肌肉广泛坏死，伴有严重菌血症状，危及生命时，可考虑高位截肢，残端敞开，不予缝合。

（3）应用青霉素，1000 万 U/d 以上静脉滴注，亦可选用第 3 代头孢菌素类抗生素药物，同时甲硝唑静脉滴注。

（4）高压氧治疗，能提高存活组织功能，减低截肢率。

（5）对症及支持治疗，给予高蛋白、高热量、高维生素饮食。及时纠正水、电解质紊乱，多次少量输血。

（6）患者要严密隔离，用具和敷料要彻底消毒或焚毁。

第二节　烧伤

烧伤是指由火焰、蒸汽、热水、电流、放射线或强酸强碱等作用于人体所引起的损伤。除皮肤损伤外，还可伤及肌肉、骨骼、呼吸道、消化道。严重时能引起一系列的全身症状，如休克、感染等。

一、诊断提示

1.病史

有热力烧伤、化学烧伤、电烧伤和放射烧伤的病史。

2.烧伤面积计算

（1）中国九分法：将体表面积划分为几个区，每个区简略为 9 的倍数，以便记忆。

成年人的计算法：头、颈部面积占 9%×1；双上肢面积占 9%×2；躯干前后面积占 9%×3（包括会阴部）；双下肢面积占 9%×5+1%（包括两臀部）。

小儿的计算法：头颈=9%+（12-年龄）%；双下肢和臀部=46%-（12-年龄）%；双上肢和躯干同成人计算法。

（2）手掌计算法：患者五指并拢手掌面积为自身体表面积的 1%。可用于估计小面积烧伤。

3.烧伤深度估计

采用三度四分法。

（1）I度烧伤：仅伤及表皮浅层，仅有轻微红肿热痛，无水疱，生发层健在，再生能力强。表面红斑状、干燥，烧灼感，3～7d 脱屑痊愈，短期内有色素沉着。

（2）II度烧伤：①浅II度烧伤：伤及表皮的生发层、真皮乳头层。剧痛、感觉过敏，有大小不等水疱，愈后不留瘢痕。水疱皮肤脱落后可见创面发红，有散在均匀鲜红色斑点、湿润、水肿明显；②深II度烧伤：伤及皮肤的真皮层，介于浅II度和III度之间，深浅不尽一致。创面痛觉迟缓，可见小水疱，水疱去皮后可见基底微湿、苍白或红白相间。质地较韧，水肿明显。痊愈后留有瘢痕，但基本保留皮肤功能。

（3）Ⅲ度烧伤：是全皮层烧伤甚至达到皮下、肌肉和骨骼，伤处皮肤呈苍白色、棕褐色或焦炭色。弹性丧失，呈皮革样感。表面干燥，痛觉消失，可见有栓塞的静脉支。皮肤功能丧失。

4.烧伤严重程度分类见表4-1

表4-1 烧伤严重程度分类

严重程度	成人		小儿	
	总面积/%	Ⅲ度/%	总面积/%	Ⅲ度/%
轻	<9	<5	<10	无
中	9~30	5~10	10~29	<5
重	31~50	11~20	30~49	5~15
特重	>50	>20	≥50	>15

如烧伤面积不足30%，但手、足等功能部位烧伤均为Ⅲ度，或伴有化学中毒、吸入性损伤或其他创伤者均列为重度烧伤。

二、治疗措施

1.急救和转运

解除致伤原因，做好现场抢救和复苏，维护呼吸道通畅。清除污染，保护创面，做好转运准备工作。

2.烧伤休克的防治

给口服烧伤饮料（100mL水中加氯化钠0.3g，碳酸氢钠0.15g）。有休克症状，应立即建立静脉输液通道，输入晶体和胶体液。由于烧伤患者的病情和机体条件有差别，补液效应也有不同，所以必须密切观察患者病情变化，根据尿量、神志变化及末梢循环灌注情况，及时调整。

3.烧伤创面的处理

烧伤创面的处理主要原则是减轻疼痛，防止创面感染，及早去除坏死组织和植皮封闭创面。根据病情条件及部位采用包扎或暴露疗法。

（1）包扎疗法：清创后，创面上放置一层油质纱布或抗生素浸泡的纱布，外加吸水性强的无菌纱布或棉垫包扎。松紧适度、压力均匀、指（趾）间用纱布隔开，以免粘连。关节部位要保持功能位。通常用于污染轻的Ⅱ度创面，四肢多用。

（2）暴露疗法：清创后，创面不覆盖任何敷料。可涂具有收敛消炎作用的药物或直接暴露于温暖干燥的空气中，使创面迅速干燥结痂，减少感染机会。适于头面、会阴及Ⅲ度烧伤或污染严重的Ⅱ度烧伤。

4.烧伤脓毒症和菌血症的防治

烧伤脓毒症和菌血症通常发生在组织水肿回吸收期（伤后48～72h）和焦痂分离或广泛切痂时。主要临床表现是突然高热达39℃以上，伴寒战或体温低于36℃。呼吸浅而快，脉速。烦躁不安，很快转入半昏迷或昏迷。创面坏死组织增多，有臭味。血白细胞和中性粒细胞计数明显增高或减少。血培养多呈阳性。

防治措施：妥善处理和早期闭合创面可大大减少脓毒症和菌血症，感染创面要及时清除。致病菌需氧菌最多见，另有少量真菌和厌氧菌。应合理使用抗生素，原则是早期、足量、联合应用。

5.营养支持

重度、特重度烧伤患者的代谢变化是超高代谢，营养摄入途径最好是经胃肠道补足蛋白、糖、脂肪、必要维生素及微量元素、精氨酸和谷氨酰胺等，不能口服采用全静脉营养（TPN）。同时注意水、电解质、酸碱失衡的纠正。

6.其他

注意有无多发伤、内出血、心肌损害和多器官衰竭，并加以防治。

第三节　皮肤肿瘤及颈淋巴病变

一、脂肪瘤

脂肪瘤为正常脂肪样组织的瘤状物，常见于四肢及躯干，生长缓慢，深部者可恶变，多发者常有家族史。

（一）诊断提示

单发大肿块，外观圆形或呈分叶状，质地柔软有弹性，边界尚清，表面皮肤正常，无疼痛，生长缓慢，但可达巨大体积。多发者瘤体常较小，常呈对称性，有家族史。可伴疼痛，称痛性脂肪瘤。深部者可恶变，注意观察。病理检查可确诊。

（二）治疗措施

（1）无症状的小肿瘤不必治疗。

（2）皮下大肿瘤可手术切除。

二、纤维瘤

纤维瘤是分化良好的纤维结缔组织构成的肿块。分为硬性和软性两种。

（一）诊断提示

肿块位于皮肤下、皮下组织或筋膜中，瘤体小，生长缓慢。肿块表面光滑，无压痛，界线清，质地较硬，可活动，与周围皮肤无粘连。软纤维瘤是一种带蒂的人乳头状瘤。需与巨细胞瘤鉴别。

（二）治疗措施

手术切除治疗。应做病理检查确诊。

三、带状纤维瘤

带状纤维瘤是一种发生于骨骼肌、筋膜、腱鞘等部位，由分化良好的纤维组织构成的肿块。组织形态属良性，呈浸润性生长，极易复发，但不转移。

（一）诊断提示

（1）肿块生长缓慢，无痛或轻度疼痛。瘤体大小不定。可发生在任何年龄、任何部位，但最多见于妊娠时或妊娠后的青年、中年女性下腹壁腹直肌部位或腹肌外伤后。

（2）肿块位于深部组织，与肌肉、腱膜、筋膜相连。边缘不规则，无明显包膜，呈浸润性生长，质地坚硬。

（3）切除后极易复发。病理检查确诊。

（二）治疗措施

1.手术治疗

需进行手术扩大切除，切除范围包括正常肌肉组织 2～3cm 或以上整块切除。

2.放射治疗

对于肿瘤切除不彻底或无法切除者可采用。

四、瘢痕疙瘩

瘢痕疙瘩是皮肤损伤后，真皮内纤维组织的一种增殖性病变。可能具有一种先天性素质。多见于 10～25 岁青少年。瘢痕生长旺盛，逐渐超出瘢痕范围，呈蟹足样向周围伸展。手术切除，很快复发。

（一）诊断提示

（1）有手术或损伤史，少数患者无明确损伤史。

（2）病变处组织增厚、隆起，可达数毫米，呈索状，片状或不规则。瘢痕呈蟹足状向周围组织伸展。隆起皮肤菲薄呈红色、粉红色或无色。表面光滑且有光泽，质坚硬。可在数月至数年长到最大而不再发展。局部感觉可减退，可出现瘙痒或疼痛。

（二）治疗措施

（1）尽量防止再次手术。

（2）手术切除后合并放疗或局部注射糖皮质激素制剂。

（3）可用激光或液氮冷冻治疗。

五、皮脂腺囊肿

皮脂腺囊肿是皮脂腺导管阻塞后内容物潴留所形成的囊性肿块，俗称"粉瘤"。多见于皮脂腺分布密集部位，如头部、面部及背部。

（一）诊断提示

缓慢增大的圆形隆起。囊壁与皮肤有粘连而与深层组织无粘连，可推动。质软无压痛，囊肿表面常见一凹陷的皮脂腺管口，合并感染后出现囊肿表面及周围皮肤红肿及触痛。囊内为皮脂与表皮角化物集聚的油脂样"豆渣物"。

（二）治疗措施

在局部麻醉下将囊壁完整切除，残留囊壁易复发。有感染时，应用抗生素及局部理疗。严重感染，出现波动时，应行切开引流手术。

六、血管瘤

血管瘤是由扩张增生的血管组织构成的团块。是一种先天性血管发育畸形，属良性肿瘤。按其结构分为三类：毛细血管瘤、海绵状血管瘤、蔓状血管瘤。

（一）诊断提示

1.毛细血管瘤

多见于婴儿，大多数是女性。出生时即可发现略突出皮肤表面的红色斑点，随年龄增长逐渐随之增大，颜色加深，呈鲜红或紫红色。界线清楚，可单发或多发。多1年内停止生长或消退。

2.海绵状血管瘤

一般由小静脉和脂肪组织构成。多数位于皮下组织内，部分在肌肉，少数可在骨骼及内脏部位。皮下组织的血管瘤局部稍隆起。皮肤正常或微青紫色，有压缩性，挤压可变小，放手立即充盈。柔软，界线不太清，无压痛。肿块穿刺可抽得鲜血。

3.蔓状血管瘤

多见于成人。由较粗的纡曲血管构成，大多数为静脉，也可有动脉或动静脉瘘。

局部隆起，表面可见扩张、盘曲的血管。有明显压缩性和鼓胀性。有的可扪及震颤和搏动，可闻及血管杂音。血管瘤可侵犯皮下、肌肉及骨组织，范围较广泛。根据生长部位不同，可出现相应症状及功能障碍。

（二）治疗措施

1.毛细血管瘤

瘤体小时，采用激光或液氮冷冻治疗。瘤体大时，可进行手术切除，为防止切除后瘢痕影响功能，应及时植皮。小儿患者可行 X 线照射或 32P 局部敷贴。

2.海绵状血管瘤

局限性血管瘤应及早行切除术。对弥漫性者，术前需充分估计病变范围，必要时行血管造影。术中注意止血，尽量彻底切除血管瘤组织。如切除不彻底，可在残留部分注射 5%鱼肝油酸钠溶液或缝扎法。

3.蔓状血管瘤

应争取手术切除。术前应做血管造影，了解其范围及血液来源。特别是了解供应瘤体的主要动脉支予以结扎，并切除肿瘤组织。瘤体大者术前做好输血准备。

七、黑痣及黑色素瘤

黑痣为皮肤表面的黑色斑块。黑色素瘤是发生在皮肤、黏膜的肿瘤，恶性程度高。

（一）诊断提示

1.黑痣

皮内痣病变高出皮面，光滑，常有毛发生长。交界痣痣细胞位于基底细胞层，病变扁平，色素深，不高出皮肤，无毛发生长，有恶变趋势。混合痣为以上两种同时存在。黑痣少有恶变，当色素加深、变大或有瘙痒和疼痛时，可能为恶变。

2.黑色素瘤

边缘呈鼓胀性扩张，生长快，色素加深，表面呈结节状隆起，易溃破及出血，受伤后迅速出现卫星结节或转移。

（二）治疗措施

1.皮内痣

一般不需要治疗，而掌跖部交界痣应及时切除，特别是当病变增大、色素加深、痒痛及破溃出血时，应考虑恶性病变，应行扩大切除。切忌做不完整的切除或化学烧灼。

2.黑色素瘤

手术为治疗黑色素瘤的主要手段。早期应做广泛切除，忌用电灼、腐蚀治疗及活组织检查，以防扩散。术后及晚期患者可采用化疗，常用药物有达卡巴嗪、莫司汀等，亦可采用放疗及免疫等治疗。

八、颈淋巴结结核

颈淋巴结结核是由结核分枝杆菌引起颈淋巴结的慢性感染疾病。主要是结核分枝杆菌经口咽部或扁桃体侵入。部分继发于支气管结核和肺结核，多见于儿童和青年人。

（一）诊断提示

（1）一侧或两侧胸锁乳突肌前后缘有大小不等、呈串珠状肿大淋巴结。质地硬，无痛，可活动。病情继续发展引起淋巴结周围炎而相互粘连，融合成团块，较固定。晚期发生干酪样坏死、液化，形成寒性脓肿。破溃后形成经久不愈的慢性窦道或溃疡。

（2）部分患者有午后低热、盗汗、消瘦、食欲缺乏等全身症状。

（3）胸部 X 线片透视可发现结核灶。

（4）与颈部转移性肿瘤不易区别时，行组织活检确诊。

（二）治疗措施

（1）抗结核药物治疗。

（2）较大的淋巴结，如活动性好、无粘连，可考虑切除。手术时注意勿损伤副神经。

（3）未破的寒性脓肿可先行穿刺抽脓，抽后注入 5%异烟肼液冲洗，并留适量于脓腔内，每周 2 次。

（4）寒性脓肿继发感染时，应先切开引流，感染控制后，再行病灶清除。

（5）慢性窦道或溃疡，应彻底刮除，伤口不加缝合，开放引流。

九、颈部转移性肿瘤

颈部转移性肿瘤是指瘤细胞经淋巴液转移到颈部淋巴结形成的癌灶。表现是成年人颈部出现逐渐增大质硬的无痛肿块。

（一）诊断提示

（1）多有其他部位恶性肿瘤病史。颈上部以鼻咽癌或甲状腺癌转移多见。锁骨上窝以胸腹部恶性肿瘤转移多见，但胃肠道、胰腺癌肿多经胸导管转移至左锁骨上淋巴结。

（2）肿块进行性迅速增大、无痛、质地坚硬、多单发。早期可活动，晚期较固定，易破溃。肿块坏死破溃后，呈菜花状生长。

（3）活组织病理检查，可确诊。

（二）治疗措施

（1）切除原发病灶同时清扫颈部淋巴结。

（2）根据原发病灶的性质，采用放疗或化疗。单个孤立的早期病灶，亦可切除。

（3）针对原发肿瘤治疗。

（4）支持治疗。

第四节　腺体病变

一、单纯性甲状腺肿大

单纯性甲状腺肿大是指单纯性甲状腺肿大的一类疾病，形态学分弥漫性和结节性甲状腺肿大，按流行特点分地方性和散发性两类。主要病因是甲状腺素分泌不足和碘缺乏，或甲状腺素需要量增高，甲状腺素合成和分泌障碍。

（一）诊断提示

（1）有地区流行病史。

（2）甲状腺肿大，早期甲状腺呈弥漫肿大，质软、光滑、无震颤和血管杂音。长期得不到有效治疗的甲状腺内可形成单个或多个结节，大小不等，两侧甲状腺不对称，随吞咽上下移动。

（3）较大甲状腺肿可压迫周围的气管、食管和喉返神经，出现呼吸困难、吞咽困难、声音嘶哑。

（4）甲状腺功能一般正常，可继发甲状腺功能亢进，可发生恶变。

（二）治疗措施

（1）青春期或妊娠期的生理性甲状腺肿大可不治疗，多食含碘丰富食物，如加碘盐、海带、紫菜等。

（2）青少年甲状腺肿大，可服甲状腺片，60～120mg/d，连服3～6个月。

（3）手术治疗：适应证是因气管、食管或喉返神经受压引起临床症状者；胸骨后甲状腺肿大；巨大甲状腺肿大影响生活和工作者；结节性甲状腺肿大继发功能亢进者；结节性甲状腺肿大疑有恶变者。手术方法多采用双侧甲状腺大部切除术。

二、慢性淋巴细胞性甲状腺炎

慢性淋巴细胞性甲状腺炎，又称桥本病。是一种自身免疫性疾病，多见于中年女性，甲状腺呈弥漫性增大，质地坚硬。

（一）诊断提示

（1）多起病隐匿，无特殊症状。甲状腺呈弥漫性增大。也可局限在一侧叶或其中一部分。质地坚韧，有结节感，可有压痛。多表现为甲状腺功能减退，少数有甲状腺功能亢进症状。

（2）血清抗甲状腺球蛋白抗体和抗甲状腺微粒体抗体滴度明显增高，TSH升高。甲状腺摄 ^{131}I 量减少。

（3）甲状腺核素扫描显示放射性分布不均匀。

（二）治疗措施

1.甲状腺素片

成人 40～60mg/d，分 3 次服用。腺体缩小后减半量维持，长期服用。

2.泼尼松

20～30mg/d，分 2～3 次服，症状改善后逐渐减量。常与甲状腺素片联合应用。

3.手术

有下列情况可手术。

（1）药物治疗无效，仍有压迫症状，可行甲状腺峡部切除或部分切除，解除压迫。

（2）疑有甲状腺癌时，术中应做快速活检，证实为癌，按甲状腺癌根治。

三、甲状腺腺瘤

甲状腺腺瘤是分化良好的甲状腺组织形成的肿块。是甲状腺常见的良性肿瘤。常见于 20～40 岁的女性。常无自觉症状，但有恶变倾向（恶变率达 10%），还可继发甲状腺功能亢进（发生率约 20%）。按形态学可分为滤泡状和乳头状囊性腺瘤两种。

（一）诊断提示

（1）甲状腺出现无痛性肿块，生长缓慢，早期多无自觉症状。

（2）多数为单发结节，呈圆形，表面光滑，界线清楚。质地常较正常甲状腺组织稍硬。随吞咽动作而活动，无压痛，伴囊内出血时可迅速增大。

（3）核素扫描多呈温结节，囊性为冷结节。

（4）B 超探查甲状腺内为实质或囊性肿物。

（5）活组织病理学检查或穿刺细胞学检查可明确诊断。

（二）治疗措施

确诊后甲状腺瘤不宜长期观察，应积极手术治疗。手术方式有腺瘤切除术、甲状腺次全切除术。术中行快速病理检查证实癌变，按甲状腺癌处理。

四、甲状腺癌

甲状腺癌占甲状腺恶性肿瘤的95%，其次是甲状腺的恶性淋巴瘤。甲状腺癌的病理类型不同，又有各自的特性。乳头状癌最常见（60%），生长缓慢，属低程度恶性，易早期发生颈淋巴结转移。滤泡状腺癌（20%）占第2位，中度恶性，以血供转移为主。髓样癌（7%）恶性程度高，可通过血行或淋巴结转移。未分化癌（15%）恶性程度极高，生长迅速，短期内可浸润周围组织，亦可发生血行转移或淋巴结转移。

（一）诊断提示

（1）颈前发现肿块或结节，无痛，短期生长迅速。中晚期出现声音嘶哑、呼吸困难、吞咽困难，与交感神经、气管、食管受压有关。

（2）肿块质地坚硬而不平整，界限不清，活动度差。晚期肿块固定。颈部淋巴结有转移或发现肺及骨骼转移灶。

（3）间接喉镜检查，如压迫喉返神经，可见侧声带活动受限。

（4）细针穿刺细胞学检查或肿块及转移淋巴结活组织病理学检查可明确诊断。

（二）治疗措施

1.手术治疗

根据病理类型和局部受侵程度决定手术方式和切除范围。手术方式有单侧叶切除（包括峡切除）、全甲状腺切除；有颈淋巴结转移应清扫颈淋巴结。

2.化疗和放射治疗

适合于未分化癌局部浸润严重或切除不彻底的甲状腺癌。

3.放射性核素治疗

术后应用 ^{131}I 治疗。

4.压迫气管发生呼吸困难时

应行气管切开手术，以减轻痛苦，延长生命。

5.手术治疗的甲状腺癌患者

术后应常规服用甲状腺素片40mg/d，1～2次/d，以预防或延迟复发，也可用左甲状腺素，每天 100μg，长期服用，并定期测定血浆 T_3、T_4 和 TSH，以此调整用药剂量。

五、急性乳腺炎和乳腺脓肿

急性乳腺炎和乳腺脓肿，前者指乳房的急性化脓性感染，后者指脓液被局限在乳房组织内。多发生于产后 3～4 周，乳头因婴儿吸吮损伤致使细菌沿乳腺管或淋巴管侵入乳房，引发感染，致病菌多为金黄色葡萄球菌。

（一）诊断提示

（1）多发生在初产妇的授乳期。发病前常有乳头或乳晕皲裂和乳汁淤积等诱因。

（2）起病时常伴有乳房胀痛及高热、寒战等全身中毒症状。严重者可发生脓毒症和菌血症。

（3）乳腺局部红肿热痛，明显压痛，脓肿形成后有波动感。同侧腋窝淋巴结有肿大和触痛。

（4）血白细胞及中性粒细胞计数增高。

（5）脓肿形成后，超声检查有液回声。穿刺可抽出脓液。

（二）治疗措施

（1）起病初期，用吸奶器或按摩方法消除乳汁淤积。局部理疗或热敷。

（2）感染严重，中毒症状明显者，应静脉滴注抗生素。如青霉素、头孢菌素等抗生素药物。

（3）脓肿形成后，切开引流。一般用局麻，在波动最明显的低位，以乳头为中心放射状切开，不要损伤乳晕。乳晕下的浅脓肿，沿乳晕做环形切口。多房性脓腔，用手指将脓腔间隔分开。必要时做多切口对穿引流。

六、乳腺囊性增生病

乳腺囊性增生病简称乳腺病，是指乳腺组织增生形成乳房肿块的疾病。多见于 25～45 岁女性。是一种非炎症非肿瘤的良性病变。

（一）诊断提示

（1）乳腺胀痛轻重不一，可累及肩部、上肢及胸背部，多数月经前加重、经后减轻。

（2）乳腺肿块可发生双侧、单侧乳房或乳房某象限，肿块呈颗粒状、结节状或片状，大小不一，质韧而不硬，界限不清，与皮肤、基底无粘连。少数有乳头溢出棕色透明液体。腋窝淋巴结无肿大。

（3）乳房钼靶摄片及超声检查可协助诊断。

（4）穿刺细胞学检查或活检可确诊。

（5）如发现肿块迅速增大，质地变硬，应高度怀疑恶变。

（二）治疗措施

1.中药治疗

以软坚散结、活血化瘀为主的中药组成。成方如逍遥丸 6～9g，3 次/d 口服。乳癖消片 1.6g，3 次/d 口服。

2.西药治疗

口服碘化钾、维生素 E 等药物，可以减轻症状。

3.手术治疗

对药物治疗无效，病变较局限的行局部切除手术；如发现细胞显著增生或囊性弥漫增生，做单纯乳腺切除。有恶变时，按乳腺癌处理。

七、乳腺纤维腺瘤

乳腺纤维腺瘤是由乳房分化良好的纤维结缔组织构成的肿块。好发年龄在 20～25 岁，常见于乳房外上象限，约 75% 为单发，少数属多发。表现为乳房内无痛性、生长缓慢的硬块。

（一）诊断提示

（1）乳房内发现无痛性肿块，生长缓慢。

（2）乳房内触及单个或多个圆形肿块，表面光滑，质地韧而硬，边界清，与周围组织无粘连，无压痛，腋窝淋巴结不肿大。少数肿瘤超过 7cm 时，称巨大纤维瘤，月经周期对肿块的大小无影响。

（3）采用乳房钼靶摄片、B 超等检查，可帮助诊断。

（4）穿刺细胞学检查或活检，可明确诊断。

（二）治疗措施

手术切除肿瘤，快速活检，如系恶性肿瘤，按乳腺癌处理。

八、乳腺癌

乳腺癌是女性常见的恶性肿瘤。发病确切原因尚不清楚；但与雌激素特别是雌酮和雌二醇有关。多发生于 40～60 岁绝经期前后的女性，是威胁女性健康和生命的严重疾病。男性乳腺癌约占 1%。发病高危因素：月经初潮早（＜12 岁），停经晚（＞60 岁），行经期＞35 年者；未生育或 35 岁以上生育者；遗传因素；家族中有肿瘤病史者；长期高脂饮食者。

（一）诊断提示

（1）乳房内无痛性单发肿块，生长迅速，肿块质硬，边缘不齐，表面不平呈结节状，早期可活动。中晚期乳头抬高或内陷，肿块与皮肤或胸大肌粘连固定，局部皮肤凹陷或橘皮样改变。破溃形成溃疡，恶臭易出血，同侧腋窝和锁骨上淋巴结肿大。可远处转移至肺、肝、脊椎等。

（2）炎性乳腺癌多发生于青年女性，尤其在妊娠期和哺乳期，发展迅速，预后差。局部皮肤可呈炎症样表现，开始时比较局限，不久即扩展到乳房大部分皮肤，皮肤发红、水肿、增厚、粗糙、表面温度升高。

（3）湿疹样乳腺癌，早期乳头刺痒，灼痛，出现湿疹样改变，乳头乳晕处皮肤出现红肿、糜烂、潮湿。表面覆盖着黄褐色痂皮，病变皮肤发硬，边界尚清。晚期乳头形成溃疡，经久不愈，多不能触及肿块而呈弥漫性肿大。恶性程度低，发展慢。

（4）乳腺钼靶摄片是有效的检查方法。B 超和远红外线诊断方法有助于诊断。

（5）穿刺细胞学检查或活检可明确诊断。

（二）治疗措施

以手术为主的综合治疗方法，即手术治疗、放疗、化疗、内分泌治疗等。

1.手术治疗

是治疗乳腺癌的重要措施，手术方式有乳腺癌根治术、乳腺癌扩大根治术、乳腺癌改良根治术、全乳房切除术、保留乳房的乳腺癌切除术。

2.放疗

高能射线的应用，对乳癌有更好地控制和治疗作用。临床常采用手术后放疗，亦用于乳腺癌晚期不宜手术切除或手术后复发的病例。

3.化疗

目的是预防和治疗癌瘤的扩散。常用联合化疗方案，如 CMF 方案（环磷酰胺 400mg/m²，甲氨蝶呤 20mg/m²，氟尿嘧啶 400mg/m²）。只要患者全身情况允许，术后 2～3 年内给予多疗程化疗。

4.内分泌治疗

适用于激素依赖性肿瘤［即从乳癌组织中测定雌激素受体（ER）阳性者］。常用他莫昔芬（三苯氧胺）10mg，2 次/d，服 2 年以上。还可用氢化可的松、丙酸睾酮等。

5.生物治疗

使用曲妥珠单抗注射液对 HER2 过度表达的乳腺癌病人有一定效果。

6.其他

全身营养支持治疗。

第五章　神经外科疾病

第一节　颅脑损伤

一、头皮损伤

头皮损伤是指颅骨以外的损伤。包括头皮裂伤、头皮血肿及头皮撕脱伤等。

（一）诊断提示

1.头皮裂伤

头皮有伤口和出血，仅伤及头皮各层，严重者可引起失血性休克。

2.头皮血肿

头皮闭合伤，多为钝器伤，无伤口，可分为皮下血肿、帽状腱膜下血肿和骨膜下血肿。

3.头皮撕脱伤

头皮连同头发撕脱，颅骨外露，出血较多，可导致失血性或疼痛性休克。

（二）治疗措施

1.头皮裂伤

应在 24h 之内彻底清创全层缝合。大伤口应连同帽状腱膜一起缝合，同时给予抗生素及 TAT 注射。

2.头皮血肿

头皮血肿多能自行吸收。小儿帽状腱膜下血肿应加压包扎，为避免感染，一般不采用穿刺抽吸。

3.头皮撕脱伤

皮瓣有蒂相连，清创后原位缝合，帽状腱膜下放引流管。若皮片完全脱离，污染不严重，应行显微外科手术吻合血管。若不能吻合血管，可制成中厚皮片植皮。若皮片污染严重，可先清创包扎伤口，待肉芽组织长出后再植皮。

二、颅盖骨骨折

颅盖骨骨折是指在外力直接作用下，造成颅盖骨的不同形态的骨折。最常见有线性骨折、凹陷性骨折。前者包括颅缝分离，后者包括粉碎性骨折。颅盖骨骨折的重要性并不在于骨折本身，而在于与骨折同时合并的脑、脑膜、颅内血管及脑神经损伤。

（一）诊断提示

（1）头部外伤史。

（2）骨折部位常伴有头皮损伤或脑损伤。

（3）X 线片及 CT 扫描可显示骨折线的数目、形态、部位。骨折线跨越静脉窦或脑膜血管沟时，可形成硬膜外血肿。

（4）骨折凹陷较深者，可出现神经系统定位体征。压迫静脉窦较大时，可出现颅内压增高症。

（二）治疗措施

1.线性骨折

无须处理，但骨折线跨越静脉窦或脑膜中动脉沟时要严密观察，警惕硬脑膜外血肿的发生。

2.凹陷性骨折

位于功能区或深度超过 1.0cm 以上者，手术复位。

3.粉碎凹陷性骨折

骨折片刺入脑内，伴有脑损伤的定位体征及颅压增高时应手术取出。若横跨静脉窦伴有硬脑膜血肿引起颅压增高者，应清除骨片，静脉窦修补止血。

4.颅内压增高

选用 20%甘露醇、25%山梨醇静脉滴注。

三、颅底骨折

颅底骨折绝大多数为颅盖骨骨折延伸而来的线性骨折，只有少数可在枕骨基底部或蝶骨大翼处发生凹陷性骨折。颅底骨折常合并脑脊液漏和（或）脑神经损伤。分为颅前窝骨折、颅中窝骨折、颅后窝骨折。

（一）诊断提示

1.颅底骨折

仅有 30%病例能被 X 线片检查所证实。CT 扫描可利用窗宽和窗距的调节了解骨折的部位、程度及有无血肿。

2.颅前窝骨折

累及眶顶和筛骨。

（1）"熊猫眼"征：系眶周皮下及眼结膜下淤血所致。

（2）口鼻出血或脑脊液鼻漏。

（3）脑神经损伤：多为嗅神经、视神经。

3.颅中窝骨折

（1）耳部软组织肿胀、压痛。

（2）外耳道出血或脑脊液耳漏，若累及蝶骨，可出现鼻出血或合并脑脊液鼻漏。

（3）脑神经损伤：多为听神经、动眼神经、面神经、外展神经及三叉神经。

4.颅后窝骨折

（1）乳突处皮下淤血、肿胀、压痛。

（2）脑神经损伤：多为舌咽神经、迷走神经、副神经、舌下神经损伤。

（3）小脑和（或）脑干损伤。

（二）治疗措施

（1）应用抗生素及止血药物。

（2）注重脑损伤、脑神经损伤及并发症的处理。

（3）合并脑脊液耳鼻漏者，要注意局部消毒，勿擤鼻、用力咳嗽、打喷嚏等。严禁填塞冲洗，一般1～2周可自行停止。若持续4周以上仍未停止，可考虑手术修补硬脑膜。

（4）对症治疗。

四、脑震荡

脑震荡为头部受伤后立即出现短暂性的意识障碍，一般不超过半小时，可为神志不清或完全昏迷，但清醒后神经系统检查无阳性体征。部分患者可遗留短期（<10d）轻微的头痛、头晕、恶心、呕吐等症状。

（一）诊断提示

（1）有确切的头部外伤史。

（2）有短暂的意识丧失或意识障碍，时间不超过半小时，醒后对受伤经过不能记忆，称为进行性遗忘。

（3）可伴有头痛、头晕、恶心、呕吐等症状。神经系统检查无阳性体征。

（4）颅内压力及脑脊液成分正常。

（5）CT或MRI检查无阳性发现。

（二）治疗措施

（1）伤后48h内注意观察生命体征变化。

（2）卧床休息1～2周，逐渐恢复正常生活。

（3）头痛、头昏、呕吐等症状可对症治疗。

（4）给予B族维生素、谷维素、吡硫醇等药物治疗。亦可用中药活血化瘀、针灸、理疗治疗。

五、脑挫裂伤

脑挫裂伤为主要发生于大脑皮质的损伤，可为单发，亦可多发，是头部在外力打击下，着力部位及其附近产生脑组织器质性损伤，引起一系列的临床症状和体征，常有生命体征的变化。

（一）诊断提示

（1）伤后昏迷时间绝大多数超过 30min，重者可长期昏迷，少数患者仅有短暂意识障碍。

（2）出现相应的脑损伤症状，如偏瘫、失语、癫痫及脑神经损伤的症状和体征变化。

（3）可有蛛网膜下隙出血及颅内压增高的症状和体征，如头痛、恶心、呕吐、颈项强直、凯尔尼格征阳性等。

（4）生命体征改变，如脉搏加快、血压偏高、呼吸急促及瞳孔、眼底改变等。

（5）腰椎穿刺：脑脊液压力高，可发现红细胞。有明显颅内压增高的患者，应禁忌腰穿检查，以免促发脑疝。

（6）CT 及 MRI 检查可显示脑挫裂伤处出血、水肿。

（二）治疗措施

1.非手术治疗

（1）严密观察生命体征变化。

（2）躁动不安者给予镇静药或冬眠治疗。保持呼吸道通畅，保证供氧。

（3）控制液体入量（1500mL/d 左右），纠正水、电解质失衡，防治高血糖症。

（4）脱水药（20%甘露醇 250mL，快速滴入，2～4 次/d，可与呋塞米联合应用，或呋塞米与清蛋白联合应用）及糖皮质激素。

（5）脑细胞活化药，如三磷腺苷（ATP）、辅酶 A、胞磷胆碱、脑活素等。

（6）严重蛛网膜下隙出血、无明显颅内高压者，应尽早腰穿放血性脑脊液。宜缓慢放出。

（7）应用抗生素预防呼吸系、泌尿系感染。

2.手术治疗

脑挫裂伤脑水肿合并脑疝者，尽快行开颅去骨瓣减压术。

六、脑干损伤

脑干损伤主要表现为持续昏迷、去皮质强直、生命体征严重变化。临床分为原发性脑干损伤和继发性脑干损伤两种。

（一）诊断提示

（1）头部外伤后立即昏迷，昏迷程度较深，时间较长。出现去皮质强直，表现为四肢过度伸直、颈后仰，呈角弓反张状态。

（2）双侧瞳孔大小不等、形态不一，两眼球分离或同向凝视。

（3）呼吸浅慢、间歇、不规则或出现潮式呼吸。脉搏细弱而快，血压低而不稳，可伴有持续非感染性高热。

（4）锥体束征。开始呈松弛性瘫痪，以后为痉挛性瘫痪，为肌张力增高，腱反射亢进，出现病理反射。晚期肌张力消失，深浅反射消失。

（5）CT 或 MRI 检查可显示脑干出血、水肿及损伤部位。

（二）治疗措施

（1）昏迷时间较长者，应尽早气管切开手术，保证供氧。

（2）高热及躁动不安者，采用冬眠低温疗法。

（3）应用肾上腺皮质激素及脱水药。

（4）应用抗生素及脑细胞活化药。

（5）加强护理，预防压疮及坠积性肺炎，鼻饲饮食。

七、硬脑膜外血肿

硬脑膜外血肿是指因颅骨骨折伤及硬脑膜动脉或静脉窦或颅骨板障静脉，致使血液积聚于颅骨与硬脑膜之间，形成血肿，表现为脑受压及颅内压增高症状。多见于颅盖部。临床上以急性多见。

（一）诊断提示

（1）有确切的头部外伤史，特别是颞部的直接暴力伤，血肿多位于头部直接着力部位，部分为对应部位。可有软组织损伤及皮下淤血。

（2）伤后意识障碍多有中间清醒或好转期，或者呈进行性加重。部分患者可无原发昏迷，后逐渐出现症状。

（3）颅内压增高、脑受压表现。剧烈头痛、呕吐、躁动不安、血压升高、脉搏浅慢，一侧瞳孔散大，对侧肢体瘫痪。

（4）头颅 X 线片显示颅骨骨折。

（5）CT 及 MRI 检查可确定血肿部位、大小及中线有无移位。

（二）治疗措施

1.非手术治疗

仅用于病情稳定的小血肿，治疗方法基本同脑挫裂伤，但应特别注意生命体征的变化。

2.手术治疗

适用于颅内压增高、脑受压的症状和体征及意识障碍进行性加重者。手术方式采用开颅血肿清除术，以解除脑受压，彻底止血。

八、硬膜下血肿

硬膜下血肿是指颅内出血血液积聚于硬脑膜下腔，主要为脑挫裂伤所致皮质层的动脉或静脉出血，穿破皮质流到硬脑膜下腔，小部分因外伤伤及桥静脉出血所致，是颅内血肿中最常见者，呈多发性血肿。多见于枕部着力引起双额颞部的对冲性脑挫裂伤。

（一）诊断提示

1.急性（3d 内）和亚急性（3 周内）硬脑膜下血肿

（1）头部外伤后昏迷进行性加重，迅速出现颅内压增高和脑疝的症状。

（2）CT 或 MRI 检查显示硬脑膜下新月形高密度高信号影像。

2.慢性（3 周以上）硬脑膜下血肿

（1）头部外伤轻微或不明显，出现慢性进行性颅内压增高的症状。可有明显神经精神症状。

（2）对侧肢体轻度偏瘫或无力。此外可有失语、视力障碍、局限性癫痫发作等。

（3）CT 或 MRI 检查显示低密度或等信号的血肿区。

（二）治疗措施

1.急性硬脑膜下血肿

立即钻孔探查，清除血肿。伴有颅内压增高者，应扩大骨窗或去骨瓣减压术。术后继续脱水降颅压治疗。

2.慢性硬脑膜下血肿

行钻孔引流术；婴幼儿可行前囟穿刺引流术。

九、脑内血肿

脑内血肿是指伤后脑实质内形成的血肿，因部位不同，临床症状与体征各不相同。多因脑挫裂伤或破碎骨片刺入脑内致脑皮质血管破裂出血。

（一）诊断提示

（1）进行性意识障碍加重，昏迷时间长，中间清醒期不明显。

（2）有脑挫裂伤及颅内压增高的症状和体征。

（3）CT 或 MRI 检查显示脑挫裂伤灶附近或脑深部白质内见到高密度血肿影，形态不一，周围为低密度水肿区。脑室受压变形移位。

（二）治疗措施

1.非手术治疗

幕上脑内小血肿，临床症状不明显，可非手术治疗，应用脱水利尿药，减轻脑水肿和脑受压。应严密监测患者生命体征变化。

2.手术治疗

有颅内压增高、脑受压的症状，应及时开颅探查，清除血肿。脑水肿严重者采用去骨瓣减压。

第二节　颅脑炎症

一、脑脓肿

脑脓肿是由化脓性细菌经各种途径侵入脑组织引起化脓性炎症及局限性脓肿，导致颅内压增高及局灶性神经损害症状。病原体最常由头面部邻近组织（耳、鼻旁窦、牙齿）的感染灶播散而来，部分病例由血行播散引起。

（一）诊断提示

（1）多有原发性感染灶，如中耳炎、鼻窦炎、全身性脓肿或疖肿等，或头部有开放性脑损伤史。

（2）常伴有进行性加重的头痛、呕吐、发热、全身乏力、精神不振及意识障碍等症状。头痛迅速加重伴颈项疼痛和体温升高为本病的危象。

（3）因脓肿部位及大小不同，可出现不同的神经损害症状和体征。如颞叶脓肿，出现视野缺损、偏瘫及精神障碍；额顶叶脓肿，出现偏瘫、失语、半身感觉障碍及精神障碍；小脑脓肿可出现眼球震颤及共济失调等症状。

（4）腰椎穿刺检查，急性期颅内压增高，脑脊液白细胞数增高，蛋白含量增高，糖及氯化物降低。慢性期只有颅内压增高而无脑脊液化验异常。

（5）CT及MRI显示占位性病灶，病灶周围环形增强征象，并伴轻度周围组织水肿。疾病早期无增强征象。

（二）治疗措施

1.抗感染治疗

适于脑部感染的初期，常用药物选择如下。

（1）青霉素 600 万～800 万 U，2 次/d，静脉滴注。

（2）氯霉素 0.5～1.0g，2 次/d，静脉滴注。

（3）磺胺嘧啶钠 2～4g，1 次/6～8h，静脉滴注。

（4）严重感染时，可选用头孢类抗生素联合应用甲硝唑，要足量应用，最好根据药敏结果选用有效抗生素。

2.手术治疗

（1）脓肿穿刺冲洗或置管引流术：适于单腔脓肿，脓肿部位较深或位于重要功能区及患者体弱难以耐受手术者。

（2）脓肿切除术：适于多次穿刺脓腔不消失已形成厚壁、多房性脓肿、脓腔内有异物存留及脓肿破入脑室。

二、硬脑膜外及硬脑膜下脓肿

硬脑膜外及硬脑膜下脓肿是指硬脑膜外及下腔隙的化脓性感染，后者多见。感染源多由鼻窦炎、中耳炎、乳突炎等引起。

（一）诊断提示

（1）有鼻窦炎、中耳炎、乳突炎、头皮、颅骨及其他部位感染的病史。

（2）有颅内压增高及全身感染的症状。可有脑膜刺激征及脑病灶压迫脑实质和脑神经的体征。病情常迅速恶化。

（3）CT 或 MRI 检查可发现病灶，并与脑内脓肿相鉴别。

（二）治疗措施

1.手术治疗

（1）钻孔排脓引流术：可做对孔或多个钻孔，以清除积脓和冲洗。多用于脓液稀且较局限者，同时放置引流管排出脓液，冲洗脓腔。

（2）骨瓣开颅术：彻底清除积脓并冲洗干净。硬脑膜下腔脓肿，做硬脑膜开放，去除骨瓣，放置引流管进行引流。

2.抗感染治疗

并同时治疗原发灶，根据引流物病原体培养及药敏结果选用敏感抗生素，用药方法同脑脓肿。

第三节　颅脑及椎管肿瘤

一、脑神经胶质瘤

脑神经胶质瘤在颅内各类型肿瘤中居第一位，占颅内肿瘤的40%～50%，根据瘤细胞的分化情况又分为：星形细胞瘤、少突胶质瘤、室管膜瘤、髓母细胞瘤和多形性胶质母细胞瘤等，表现慢性颅内占位性病变及颅内压增高的症状和体征。

（一）诊断提示

（1）缓慢出现的颅内压增高症状，表现为进行性加重的头痛、恶心、呕吐、视盘水肿及视力障碍。有时出现精神障碍，如表情淡漠或兴奋状态、记忆力减退、定向力障碍、性格及行为改变。部分患者可伴有癫痫发作。

（2）由于肿瘤生长部位不同，直接刺激或损害不同的脑组织或脑神经，可引起不同的定位症状和体征，如偏瘫、失语、共济失调、眼球震颤、脑神经瘫等。最早出现的局灶性体征有定位意义。

（3）颅骨 X 线片显示颅内压增高征象，脑浅部肿瘤可致颅骨变薄、破坏或增生。CT 或 MRI 检查显示肿瘤的部位及大小，甚至可做定性诊断。

（4）腰椎穿刺有促进脑疝的危险，故一般仅在必要时才做，且操作需慎重。

（二）治疗措施

1.手术治疗

对某些分化不良的较大肿瘤或位于重要功能区的肿瘤可做次全或部分切除术。对引起颅内高压或梗阻性脑积水，且肿瘤不能切除的，可行减压术或脑脊液分流术。

2.放射治疗

对不能手术或不能彻底切除肿瘤者，尤其恶性程度高者，应采用放射治疗。放射治疗宜在手术后，一般情况恢复后尽早进行，各类型肿瘤对放疗的敏感性不同，一般认为分化差的肿瘤较分化好的更为敏感，其中以髓母细胞瘤最为敏感。

3.化学治疗

（1）卡莫司汀（BCNU）：每次用量 125mg，溶于 10%葡萄糖溶液 250mL 内静脉滴注，1 次/d，连用 3 次为一疗程，每 6～8 周进行一疗程。儿童用量每次 2.5～3mg/kg。

（2）洛莫司汀（CCNU）：每次用量 120～200mg，口服，6～8 周重复 1 次，连用 5 次。

（3）联合用药：多柔比星（每次 45mg/m²，即 1 次静脉滴注）+依托泊苷（每次 60mg/m² 静脉滴注，连用 2～3 次）+洛莫司汀（每次 60mg/m² 口服，连用 4～5 次）为一疗程，每 5 周重复一疗程。

二、脑膜瘤

脑膜瘤发病率仅次于脑神经胶质瘤，约占颅内肿瘤的 20%。具有部位表浅，生长缓慢，与脑组织分界清楚等特点，多属良性。脑膜瘤来源于蛛网膜内皮细胞，以大脑凸面、矢状窦旁和大脑镰旁最多。主要表现慢性颅内压增高和相邻部位脑受压的症状。往往以头痛和癫痫为首发症状。

（一）诊断提示

（1）慢性颅内压增高的症状：初期仅表现轻微头痛，呈间歇性，易被忽视，经过数月、数年，临床症状逐渐加重，如恶心、呕吐、头痛、视力下降、肢体运动障碍等。

（2）矢状窦旁、大脑镰旁或大脑凸面脑膜瘤常伴有癫痫发作、偏瘫、失语等。

（3）头颅X线片显示肿瘤部位颅骨骨质增生增厚或变薄，破坏根部可含肿瘤组织，颅骨血管沟增多，扩大及颅内压增高的颅骨改变。

（4）脑血管造影可确定诊断，并了解肿瘤的血供情况。

（5）头颅 CT 或 MRI 检查，可明确肿瘤部位及大小，甚至可以定性诊断。CT 显示边界清晰的均匀高密度影，增强后显著；MRI 显示肿瘤多数呈等信号，增强后更明显。

（二）治疗措施

1.手术治疗

手术治疗是脑膜瘤治疗主要手段，因大多属良性，手术效果好，争取完全切除，达到根治目的。但由于肿瘤与脑的重要结构或大血管粘连，仅能行大部或部分切除。

2.放射治疗

恶性肿瘤及未能彻底切除者，采用放疗。

3.其他治疗

基因治疗；脑膜瘤直径小于 3cm 可行 X 刀或伽马刀治疗。

三、垂体腺瘤

垂体腺瘤是颅内常见的良性肿瘤之一，多位于鞍内，晚期可突破鞍膈向鞍上生长，甚至进入第 3 脑室内。临床上常出现内分泌紊乱、视力及视野改变。按肿瘤细胞的分类及瘤体大小又分为催乳素腺瘤（PRL 瘤）、生长激素腺瘤（GH 瘤）、促肾上腺皮质激素瘤（ACTH 瘤）及混合性腺瘤等。肿瘤直径＜1cm，生长限于鞍内者称为微腺瘤；肿瘤直径＞1cm，并已超越鞍膈者称为大腺瘤；直径＞3cm 者称为巨腺瘤。

（一）诊断提示

（1）常伴有头痛、头昏及视力视野改变。视力呈进行性下降，眼底可见原发性视盘萎缩。

（2）可出现闭经、泌乳、性功能减退、尿崩症、肢端肥大症。

（3）血液检查：催乳素、生长激素及皮质激素等可增高。

（4）头颅 X 线片显示蝶鞍扩大、骨质破坏，或局部钙化与骨质增生。

（5）CT 或 MRI 检查结合血清内分泌素含量测定，可确定诊断，并明确肿瘤大小及其与周围结构的关系。

（二）治疗措施

1.手术治疗

应用显微外科技术切除垂体的微腺瘤。根据肿瘤的位置采用不同入路。

2.内分泌治疗

对泌乳型腺瘤可用溴隐亭治疗，2.5～10mg，3 次/d，口服；生长激素型腺瘤亦可用溴隐亭治疗，10～15mg，3 次/d，口服；皮质激素型腺瘤可用赛庚啶治疗，4～8mg，3 次/d，口服；甲状腺功能减退者，应用甲状腺素，40mg，2～3 次/d，口服；皮质功能减退者，应用地塞米松，0.5mg，3 次/d，口服。

3.放射治疗

术后一般应行放疗。

4.伽马刀治疗

四、颅咽管瘤

颅咽管瘤是鞍区常见的先天性良性肿瘤，它发生于胚胎期的颅咽管的残余上皮细胞，多见于儿童及少年。肿瘤大小不一，多为囊性。瘤细胞主要由鳞状或柱状上皮组成。主要表现有视力障碍、视野缺损、尿崩、肥胖、发育延迟等。成年男性有性功能障碍，女性有月经不调。晚期可有颅内压增高。

（一）诊断提示

1.内分泌功能障碍

儿童期多表现生长发育迟缓，称垂体性侏儒症。成人表现性欲消失，女性表现为闭经、泌乳。晚期有尿崩症、嗜睡、精神异常等。

2.视力障碍

视力下降、视野缺损、视盘原发性萎缩。晚期可失明。

3.颅内压增高

头痛、恶心、呕吐、视盘水肿，婴儿有脑积水症状和体征。

4.辅助检查

（1）头颅 X 线片多显示鞍区钙化斑，可见蝶鞍扩大变浅等。

（2）CT 或 MRI 检查可确定诊断。

（二）治疗措施

1.手术治疗

手术治疗是颅咽管瘤的主要治疗手段，最好完整切除。若肿瘤体积过大，与血管或重要结构粘连，可行次全或部分切除。若肿瘤部分切除后室间孔或导水管仍有梗阻者，行侧脑室-小脑延髓池或脑室-心房分流术。囊性者可穿刺放出囊液，放置囊性导管，定期抽出囊液，缓解压迫症状。术后激素治疗和术后监护，对提高疗效有重要意义。

2.放射治疗

对切除不彻底者，术后放疗。对囊性者，可采用抽出液体，囊内注入放射性核素 ^{32}P 或 ^{198}Au 等。

3.尿崩症的药物治疗

垂体后叶素 5～10U，1～2 次/d，皮下注射。其他内分泌障碍者，可给激素治疗。

五、听神经瘤

听神经瘤，起源于第Ⅷ对脑神经前庭支上的良性肿瘤。早期出现耳鸣、耳聋及眩晕，并可出现第Ⅴ、第Ⅶ、第Ⅸ、第Ⅹ对脑神经及小脑损害症状。

（一）诊断提示

（1）早期出现耳鸣、耳聋、前庭反应减弱等，逐渐出现共济失调，步态蹒跚，眼球震颤，头痛，呕吐等颅内压增高的症状。

（2）出现第Ⅸ、第Ⅹ、第Ⅺ对脑神经受累症状，如声音嘶哑、吞咽困难、饮水呛咳等。

（3）腰椎穿刺颅内压增高，脑脊液蛋白增高。

（4）内听道摄片示同侧内耳孔扩大。听力测定示感音神经性聋，无复聪现象，提示病变部位在耳蜗之后。

（5）CT 或 MRI 检查可确定诊断。

（二）治疗措施

1.手术治疗

绝大多数均能获得一期全切除。术中尽量保护第Ⅴ、第Ⅶ、第Ⅸ、第Ⅹ、第Ⅺ对脑神经的功能。如肿瘤直径＜3cm 用伽马刀治疗可取得良好疗效。

2.脱水及激素治疗

可缓解临床症状。

六、椎管内肿瘤

椎管内肿瘤起源于椎管内的脊髓、神经根、脊膜和椎管壁等组织的原发性肿瘤或转移性肿瘤的总称，又称为脊髓肿瘤。肿瘤压迫脊髓及神经根，引起肢体运动障碍、瘫痪、感觉障碍及大小便失禁。

（一）诊断提示

（1）位于肿瘤节段的神经或脊膜，受肿瘤的压迫常引起剧烈的神经根性疼痛，为此病的早期症状。逐渐出现运动力弱、感觉麻木。后期病变部位以下出现不完全性或完全性瘫痪，感觉减退或丧失，大小便功能障碍。

（2）腰椎穿刺检查。多有蛛网膜下隙部分或完全梗阻现象。脑脊液蛋白质增高。

（3）脊柱 X 线片可见椎弓根变窄，间距增宽，椎间孔扩大，椎体变形或破坏性改变等。

（4）CT 或 MRI 检查可确定诊断，尤其 MRI 不仅可以精确显示肿瘤的大小、数目、形态，并可显示肿瘤与脊髓、神经、椎骨的关系。

（5）脊髓造影。常用水溶性造影剂，对肿瘤的定位准确率可达 80%～100%。

（二）治疗措施

1.手术治疗

确定诊断，争取早期手术。对脊髓内肿瘤采用显微外科技术可取得满意的效果。

2.放射治疗

适于脊髓的恶性肿瘤或转移瘤。

第四节　脑血管病

一、颅内动脉瘤

颅内动脉瘤系颅内动脉壁的囊性膨出，是造成蛛网膜下隙出血的首位原因。多为先天性或动脉硬化、感染等原因所致，是颅内出血常见的原因。好发于颈内动脉的后交通动脉的起始部；其次是大脑前动脉的前交通动脉、大脑中动脉及基底动脉等，40～60 岁发病最多。临床以瘤体破裂出血及局部神经损害症状多见。

（一）诊断提示

1.未破裂的动脉瘤

多无自觉症状，或仅有局部压迫症状，如头痛、眩晕等。

2.破裂的动脉瘤

可出现突然剧烈头痛、呕吐、项强等蛛网膜下隙出血的症状。小的局部出血可形成动脉瘤邻近压迫症状，如动眼神经麻痹、偏瘫、失语、精神症状及视力障碍等。若形成脑内血肿，出现颅内压增高、昏迷、偏瘫及脑疝的症状，严重者可很快瞳孔散大、呼吸停止。根据临床症状轻重程度分为：轻微出血、少量出血、中等量出血、较大量出血和严重出血。

3.脑血管造影

可明确动脉瘤部位、形态、大小及与周围组织的关系，一般认为在出血后 3d 内造影并发症最少。

4.CT 及 MRI 检查

CT 能显示直径 1.0cm 以上较大肿瘤。动脉瘤破裂后，可显示蛛网膜下隙出血及脑内或脑室内出血的分布情况，提示动脉瘤的部位及出血程度。MRI 可显示动脉瘤，并提示载瘤动脉。

5.腰椎穿刺

可能诱发动脉瘤破裂出血和引起脑疝，一般不选择。

（二）治疗措施

1.非手术治疗

适于危重、年老体弱伴有严重器质性病变、拒绝手术患者及术前准备患者。治疗包括卧床休息、镇静、止痛、脱水；适当降低血压；抗纤维蛋白溶解疗法：氨甲苯酸 0.1～0.3g 加入 5%葡萄糖溶液内静脉滴注，或氨甲环酸 0.25～0.5g 静脉滴注，1 次/6h；氨基己酸 4～8g，加入 5%葡萄糖溶液内滴注，1 次/12h，导泻通便。

2.手术治疗

多采用显微外科技术，可使动脉瘤的死亡率降至 2%以下。根据动脉瘤的部位采用不同的手术方法：如颞浅动脉-大脑中动脉吻合术；动脉瘤蒂夹闭或结扎术；动脉瘤孤立术及动脉瘤切除术。

3.应用介入放射学行血管内栓塞术

常用材料有可脱性球囊、可脱性微弹簧圈和液体栓塞药。

二、脑动静脉畸形

脑动静脉畸形是一团发育异常的病态脑血管，其体积可随人体发育而生长。可位于大脑半球的任何部位，多呈楔形，其尖端指向侧脑室。早期多无症状，首次发病多为偏头痛、癫痫及蛛网膜下隙出血表现。还有部分成年患者以抽搐为首发症状。

（一）诊断提示

（1）常有脑内或蛛网膜下隙出血史，平时有偏头痛、癫痫发作或一侧肢体进行性偏瘫，或有颅内压增高表现。

（2）大的表浅畸形，在头部可听到吹风样杂音，压迫同侧颈动脉，杂音可减弱或消失。

（3）由于病变部位不同，而表现为不同的脑部定位症状和体征。

（4）选择性脑血管造影能提供病变部位、供血动脉、畸形血管团及引流静脉。

（5）CT 或 MRI 检查有助诊断。

（二）治疗措施

1.非手术治疗

适于伴有蛛网膜下隙出血而无血肿者。治疗方法同颅内动脉瘤与脑出血。

2.手术治疗

多采用显微神经外科技术切除病变血管团。

3.血管内栓塞术

适于病变较深，位于功能区或高血流病变。方法同颅内动脉瘤。

4.立体定向放射治疗

适于深部直径＜3cm 或栓塞后残余病变。

三、高血压性脑内血肿

高血压性脑内血肿又称脑出血，是指脑实质内大块出血。是由于高血压情况下血管破裂出血。多发生于大脑基底节壳部，表现突发意识障碍、偏瘫、失语及颅内压增高。根据临床症状、体征的不同，脑出血分为轻、中、重三型。

（一）诊断提示

（1）有高血压与脑动脉硬化史，出血部位多发生于大脑基底节区，多为一侧性。

（2）发病急，开始有头痛、眩晕、呕吐，随即出现意识障碍、偏瘫、失语等症状。

（3）腰椎穿刺脑脊液可为血性、压力增高。

（4）脑血管造影多显示占位病变。

（5）CT 或 MRI 检查。能确定血肿部位、大小。

（二）治疗措施

1.非手术治疗

2.手术治疗

目的是清除血肿，降低颅内压，防止和治疗脑疝的发生与发展，改善脑血供，促进脑功能的改善和恢复。

（1）适应证：确诊血肿位于一侧大脑半球，有颅内压增高；经内科治疗病情稳定，但意识无改善，CT 或脑血管造影证实有较大血肿（出血量＞30mL）；小脑内血肿（出血量＞10mL），伴有颅内压增高；外侧型或内侧型血肿，病情进行性加重，应尽早手术。

（2）禁忌证：年迈体弱，伴有严重的心肾功能障碍；发病急，很快进入深昏迷；脑干出血；血肿较小，经内科治疗病情明显改善者。

（3）手术方法：根据血肿的部位采用相应部位行骨瓣开颅或骨窗开颅，清除血肿并止血。亦可行定位穿刺血肿碎吸术，即在立体定位下颅骨钻孔和引流，抽出部分血液，注入尿激酶、链激酶等溶血药物，并留置导管引流。

第五节　先天性畸形

一、脑积水

脑积水是由于先天性或某些疾病原因引起脑脊液的分泌、吸收及循环障碍导致脑脊液过多地积存于脑室及蛛网膜下隙内，导致脑室和蛛网膜下隙扩大，形成的头颅扩大、颅内压增高和脑功能障碍。较大儿童和成人的脑积水则无头颅扩大表现。

（一）诊断提示

（1）6个月以内的婴儿头颅进行性异常增大，囟门扩大、膨隆，颅缝分离，头皮静脉怒张。叩诊呈"破壳音"。前额突出，颜面狭小，眼球下沉呈"落日"征象。眼底原发性视神经萎缩。视力减退以致失明。智力低下，全身性营养不良。可有抽搐发作。

（2）头颅X线片显示颅腔扩大，颅骨变薄，颅缝增宽。脑室造影见脑室对称性扩大。

（3）头颅CT或MRI检查显示脑组织受压萎缩，并可排除占位性病变。

（4）放射性核素扫描（ECT）有助于明确是否存在脑脊液吸收障碍。

（二）治疗措施

1.非手术治疗

应用脱水利尿药进行药物治疗。

2.手术治疗

（1）适应证：脑积水不严重，智力及视力良好，无严重的其他先天性畸形。

（2）禁忌证：严重脑积水，脑实质受压萎缩不足1cm者。

（3）手术方法：脑室-心房分流术或脑室-腹腔分流术，脑室-枕大池分流术；腰椎蛛网膜下隙-腹腔分流术。

二、颅底凹陷症

颅底凹陷症病理改变是以枕骨大孔为中心的颅底骨内翻，寰枢椎向颅底陷入，枢椎齿状突进入枕骨大孔，枕骨大孔前后缩短和颅后窝缩小以致压迫小脑、延髓及牵拉后组脑神经而引起一系列临床症状。

（一）诊断提示

（1）多见于青壮年，病情呈进行性加重。临床表现为颈部疼痛，活动受限以致强迫头位。颈部粗短，后发际低，头颅歪斜，面颊、耳廓不对称，双上肢麻木，痛觉减退，肌肉萎缩、腱反射减弱或消失。

（2）声音低弱，语言不清，吞咽困难，面部感觉障碍等。

（3）眼球震颤，小脑性共济失调，双侧锥体束征阳性。

（4）颅颈部 X 线片检查有异常改变。

（二）治疗措施

无明显症状者，可暂不手术，要注意保护，防止外伤。有神经功能障碍者应进行手术，切除枕大孔区部分畸形骨质及硬脊膜外纤维带，解除或减轻对神经和脑脊液循环通路的压迫，缓解或减轻临床症状。

三、脊膜膨出

脊膜膨出为先天性棘突和椎板缺如所致，多发生于脊柱背侧中线部位，以腰骶部最常见。多为单发，出生后背部即有一囊性肿物，随年龄增长而逐渐增大。

（一）诊断提示

（1）婴儿出生时颈、背及腰骶部中线处即有囊性肿物，大小不等，哭闹时张力增大，随年龄增长而逐渐增大。表面皮肤多不完整或仅为一层薄膜覆盖。

（2）触之软，呈囊性，可扪及脊椎缺损。根据囊内容物不同，可伴有不同程度的双下肢瘫痪、大小便失禁及足部畸形等。

（3）X 线片显示椎板缺如。

（4）MRI 检查显示囊内脊髓和神经根，并能发现其他畸形。

（二）治疗措施

（1）神经症状较轻和无脑积水者，应早期手术。一般在出生后 2～3 个月即可进行。有神经损害体征者术后多无改善。

（2）双下肢瘫痪、大小便失禁和伴有脑积水，为手术禁忌证。

（3）手术方式：切除囊肿，松解脊髓和神经根粘连，修补软组织缺损，防止囊肿破裂感染和神经组织受牵拉而加重症状。

第六章 重症急救

第一节 休克

休克是急性循环功能不全，全身组织特别是心、脑、肾等重要器官因血流灌注不足而产生组织缺血缺氧、微循环功能障碍和代谢障碍的一组临床综合征。根据休克发生的原发原因，将休克分类为：失血失液性休克、创伤性休克、感染性休克、心源性休克、过敏性休克、神经源性休克等，临床上把失血失液性休克、创伤性休克合称为低血容量性休克。

各种类型的休克主要病理生理改变是微循环功能障碍，重要脏器灌注量减少，血管壁通透性和血液流变学改变，组织间质水肿和血液浓缩，血液毒素和自由基升高。抢救治疗不及时、不恰当时，极易发生弥散性血管内凝血（DIC）。DIC 以机体广泛的微血栓形成，后继发出现纤维蛋白溶解亢进为主要特征。其最常见的后果是导致微循环衰竭，为治疗带来极大困难。

休克的早期诊断主要依靠临床观察，标准是：①有导致休克的因素存在；②意识异常表现，如表情淡漠、反应迟缓、精神突然改变为兴奋或抑制等；③脉搏细弱快，＞100 次/min 或不能触知；④四肢湿冷，胸骨部皮肤指压阳性（压后再充盈时间＞2s），皮肤出现花纹，黏膜苍白或发绀，尿量＜30mL/h 或尿闭；⑤收缩压＜80mmHg；⑥脉压＜20mmHg；⑦原患高血压者，收缩压下降＞30%。凡符合上述第 1 项，以及第 2、第 3、第 4 项中的两项和第 5、第 6、第 7 项中的 1 项者可诊断为休克。心源性休克、失血性休克、感染性休克、过敏性休克，临床上最为常见。

一、心源性休克

心源性休克是在心脏原发疾病的基础上由于心脏泵衰竭所致心输出功能障碍、心排血量急剧减少、血压下降、微循环灌注不足而引起的器官缺血、缺氧和功能失调综合征。

（一）诊断提示

1.诊断标准

符合前述休克诊断标准。

2.病因

有急性心肌梗死、急性心肌炎、风湿心肌炎、先天或后天性心脏瓣膜病、原发或继发性心肌病、严重恶性心律失常、具有心肌毒性的药物中毒、急性心脏压塞及心脏手术等病史。

3.临床表现及检查

（1）意识与表情：早期患者烦躁不安、面色苍白，诉口干、出汗，但神志尚清；后逐渐出现表情淡漠、意识模糊、神志不清直至昏迷。

（2）皮肤色泽及温度：面色苍白、口唇及甲床轻度发绀、四肢湿冷、胸骨部位皮肤指压阳性（压后再充盈时间＞2s）。

（3）心率增快，常＞120 次/min 或不能触知。

（4）血压：收缩压＜10.64kPa（80mmHg），脉压＜2.67kPa （20mmHg），以后逐渐降低，严重时血压测不到。脉搏细弱，四肢厥冷，肢端发绀，皮肤出现花斑样改变。心音低纯，严重者呈单音律。

（5）尿量：常明显减少，＜17mL/h，甚至无尿，尿比重增高。

（6）血乳酸：常超过 2.0mmol/L，若＞8mmol/L 提示预后不良。笔者近年采用 CRRT 治疗休克伴高乳酸血症患者，有多例病人＞15mmol/L 抢救成功。

（7）血流动力学监测提示心脏指数（CI）降低、左室舒张末压（LVEDP）升高等相应的血流动力学异常。

（8）休克晚期出现广泛性皮肤、黏膜及内脏出血，即弥散性血管内凝血（DIC）的表现，以及多器官功能不全（MODS）。

（二）治疗措施

1.一般治疗

（1）绝对卧床休息，胸痛由急性心肌梗死所致者，应有效止痛，如吗啡 3～5mg，静脉注射或皮下注射，可同时予安定、苯巴比妥。

（2）建立有效的静脉通道，必要时行 Swan-Ganz 导管。持续心电、血压、血氧饱和度监测。留置导尿管监测尿量。

（3）氧疗：持续鼻导管或面罩吸氧，一般为 4～6L/min，必要时气管插管或气管切开，人工呼吸机辅助呼吸。

2.补充血容量

首选低分子右旋糖酐 250～500mL 静脉滴注，或 0.9%氯化钠液、平衡液 500mL 静脉滴注，最好在血流动力学监护下补液，前 20min 内快速补液 100mL，如中心静脉脉压上升不超过 0.2kPa（1.5mmHg），可继续补液直至休克改善，或输液总量达 500～750mL。无血流动力学监护条件者可参照以下指标进行判断：诉口渴，外周静脉充盈不良，尿量＜30mL/h，尿比重＞1.02，中心静脉脉压（CVP）＜0.8kPa（6mmHg），则表明血容量不足。

3.血管活性药物的应用

在心源性休克时，应静脉滴注多巴胺 5～15μg/（kg·min），使血压升至 90mmHg以上。大剂量多巴胺无效时，也可静脉滴注去甲肾上腺素 2～8μg/min。在此基础上根据血流动力学参数选择血管扩张药。

（1）肺充血而心排血量正常，肺动脉楔压（PAWP）＞2.4kPa（18mmHg），而心脏指数（CI）＞2.2L/（min·m²）时，宜选用静脉扩张药，如硝酸甘油 15～30μg/min静脉滴注或泵入，并可适当利尿。

（2）心排血量低且周围灌注不足，但无肺充血，即心脏指数（CI）＜2.2L/

（min·m²），肺动脉楔压（PAWP）＜2.4kPa（18mmHg）而肢端湿冷时，宜选用动脉扩张药，如酚妥拉明0.1～0.3mg/min静脉滴注或泵入，必要时增至1.0～2.0mg/min。

（3）心排血量低且有肺充血及外周血管痉挛，即心排血指数＜2.2L/（min·m²），肺动脉楔压（PAWP）＞2.4kPa（18mmHg）而肢端湿冷时，宜选用硝普钠，10μg/min开始，每5分钟增加5～10μg/min，常用量为40～160μg/min，也有高达430μg/min才有效者。急性冠脉综合征者慎用。

4.正性肌力药物

（1）洋地黄制剂：一般在急性心肌梗死24h内，尤其6h内应尽量避免使用洋地黄制剂，在经上述处理休克无改善时可酌情使用毛花苷C 0.2～0.4mg，稀释后静脉注射。

（2）拟交感胺类药物：对心排血量低，肺动脉楔压（PAWP）不高，体循环阻力正常或低下，合并低血压时选用多巴胺，用量同前；而心排血量低，肺动脉楔压（PAWP）高，体循环血管阻力和动脉脉压在正常范围者，宜选用多巴酚丁胺5～10μg/（kg·min）。

（3）磷酸二酯酶抑制药：氨力农0.5～2mg/kg，稀释后静脉注射或静脉滴注，或米力农：负荷量25～75μg/kg，5～10min静推，0.25～1μg/（kg·min）维持，每日最大不超过1.13mg/kg。

5.其他治疗

（1）纠正酸中毒：常用5%碳酸氢钠或分子乳酸钠，根据血气分析结果计算补碱量。

（2）机械性辅助循环：经上述处理后休克无法纠正者，可考虑主动脉内气囊反搏（IABP）、左室辅助泵等机械性辅助循环。

（3）原发疾病治疗：如急性心肌梗死患者应尽早进行再灌注治疗，溶栓失败或有禁忌证者应在IABP支持下进行急诊冠状动脉成形术（PCI）；急性心脏压塞者应立即心包穿刺减压；乳头肌断裂或室间隔穿孔者应尽早进行外科修补等。

（4）心肌保护：1,6-二磷酸果糖5～10g/d，或磷酸肌酸2～4g/d，静脉滴注。酌情使用血管紧张素转换酶抑制药（ACEI）等。

6.防治并发症

（1）呼吸衰竭：包括持续氧疗，必要时人工呼吸机辅助呼吸；保持呼吸道通畅，定期吸痰，加强感染预防和控制等。

（2）急性肾功能衰竭：注意纠正水、电解质紊乱及酸碱失衡，及时补充血容量，酌情使用利尿药，如呋塞米 20～40mg 静脉注射。必要时可进行血液透析、血液滤过或腹膜透析。

（3）保护脑功能：酌情使用脱水药及糖皮质激素，合理使用镇静药。

（4）防治弥散性血管内凝血（DIC）：休克早期应积极应用低分子右旋糖酐等抗血小板及改善微循环的药物，有 DIC 早期征象时应尽早使用肝素抗凝，后期适当补充消耗的凝血因子。

7.病因治疗

在纠正休克同时要积极治疗原发病，消除心源性休克的诱发病因。

二、低血容量休克

低血容量休克是指各种原因引起的循环容量丢失而导致的有效循环血量与心排血量减少、组织灌注不足、细胞代谢紊乱和功能受损的病理生理过程。低血容量休克的循环容量丢失包括显性丢失和非显性丢失。显性丢失包括失血、呕吐、腹泻、脱水等原因所致。低血容量休克的发生与否及其程度，取决于机体血容量丢失的量和速度。

（一）诊断提示

1.诊断标准

符合前述休克诊断标准。

2.伤病史

有导致低血容量的伤病史，如创伤引起的大血管损伤和肝、脾破裂，股骨干、骨盆骨折，以及胃、十二指肠溃疡、门静脉高压食管静脉曲张、宫外孕破裂等引起的大出血等。

3.失血分级及临床表现见表6-1

表 6-1　失血的分级（以体重 70 kg 为例）

分级	失血量/mL	失血量占血容量比例/%	心率/（次/min）	血压	呼吸频率/（次/min）	尿量/（mL/h）	神经系统症状
I	<750	<15	<100	正常	14～20	>30	轻度焦虑
II	750～1500	15～30	>100	下降	20～30	20～30	中度焦虑
III	1500～2000	30～40	>120	下降	30～40	5～15	萎靡
IV	>2000	>40	>140	下降	>40	无尿	昏睡

注：大量失血可以定义为24h内失血超过病人的估计血容量或3h内失血量超过估计血容量的一半

（二）治疗措施

尽快纠正引起容量丢失的病因是治疗低血容量休克的基本措施。对于出血部位明确、存在活动性失血的休克患者，应尽快进行手术或介入止血。应迅速利用包括超声和CT手段在内的各种必要方法，检查与评估出血部位不明确、存在活动性失血的患者。

1.液体复苏

液体复苏治疗时可以选择晶体溶液（如生理盐水和等张平衡盐溶液）和胶体溶液（如白蛋白和人工胶体）。目前，尚无足够的证据表明晶体液与胶体液用于低血容量休克液体复苏的疗效与安全性方面有明显差异。由于5%葡萄糖溶液很快分布到细胞内间隙，因此不推荐用于液体复苏治疗。

（1）若失血分级在I～II级，病人血压下降不明显，主要以晶体液补充血容量，按失血量的2～3倍补充容量。

（2）若失血分级在II级，病人血压下降明显，或失血分级在III级以上，抢救之初可迅速输注生理盐水或平衡盐液1000～2000mL，根据血红蛋白结果输血或血制品。

2.输血治疗

输血及输注血制品在低血容量休克中应用广泛。失血性休克时，丧失的主要是血液。但是，在补充血液、容量的同时，并非需要全部补充血细胞成分，必须考虑到凝

111

血因子的补充。浓缩红细胞临床输血指征为血红素≤70g/L，必须注意急性失血时血红素初期可无明显下降，必须结合血压等其他指标；血小板输注主要适用于血小板数量减少或功能异常伴有出血倾向的患者，血小板计数＜50×10⁹/L，或确定血小板功能低下可考虑输注；输注新鲜冰冷血浆的目的是补充凝血因子的不足，大量失血时输注红细胞的同时应注意使用新鲜冰冷血浆；冷沉淀内含凝血因子Ⅴ、Ⅷ、Ⅻ、纤维蛋白原等，适用于特定凝血因子缺乏所引起的疾病及肝移植围术期，肝硬化食道静脉曲张等出血。对大量输血后并发凝血异常的患者及时输注冷沉淀可提高血循环中凝血因子及纤维蛋白原等凝血物质的含量，缩短凝血时间、纠正凝血异常。

大量输血时按等量1000mL全血输注10%葡萄糖酸钙10mL，以中和枸橼酸。需大量输血而又一时不能获得全血者，可先输注胶体液，如白蛋白等。

表 6-2　临床表现与血容量的关系

临床表现	血容量不足时	血容量补足后
口渴	存在	无
颈静脉充盈表现	不良	良好
动脉收缩压	下降	接近正常
脉压	小	＞30mmHg
心尖冲动	不清楚	清楚、广、有力
毛细血管充盈时间	延长	迅速
肢体温度	冷、潮湿、微发绀	温、干燥、红润
中心静脉压	下降	正常
脉搏	快而弱	正常有力
尿量	2～10mL/h	25～50mL/h
直立性低血压	显著	不显著

3.血管活性药与正性肌力药

低血容量休克的患者一般不常规使用血管活性药。临床通常仅对于足够的液体复苏后仍存在低血压或者输液还未开始的严重低血压患者，才考虑应用血管活性药，首选多巴胺，多巴胺无效，可考虑应用去甲肾上腺素。

4.判断血容量是否补足的依据

（1）临床表现与判断：见表6-2。

（2）补液试验：取生理盐水250mL于5~10min内静脉滴注，观察病人血压、中心静脉压。若血压升高而中心静脉压不变，提示血容量不足；若血压不变而中心静脉压升高3~5cmH$_2$O，提示心功能不全。

（3）被动抬腿试验（PLR）：PLR模拟了内源性快速补液。半卧位PLR前的基线体位为半卧位45°，然后将患者上身放平，被动抬高患者双下肢45°持续1 min（半卧位PLR）。若病人心中静脉压上升达2mmHg以上，即呈阳性，说明病人血压容量不足，需继续补液。

（4）上述传统临床指标对于指导低血容量休克治疗有一定的临床意义，但是不能作为复苏的终点目标。2011年中华医学会重症医学分会制订低血容量休克复苏指南2011指出下列复苏目标。

①氧输送与氧消耗：心排血指数＞4.5L/（min·m^2）、氧输送＞600 mL/（min·m^2）及氧消耗＞170 mL/（min·m^2）可作为包括低血容量休克在内的创伤高危患者预测预后的指标；②混合静脉氧饱和度（SvO$_2$）：SvO$_2$≥65%的变化可反映全身氧摄取，在理论上能表达氧供和氧摄取的平衡状态；③血乳酸：持续48h以上的高水平血乳酸（＞4mmol/L）预示患者的预后不佳。血乳酸清除率比单纯的血乳酸值能更好地反映患者的预后。以达到血乳酸浓度正常（≤2mmol/L）为标准，复苏的第一个24h血乳酸浓度恢复正常（≤2mmol/L）极为关键；④碱缺失：碱缺失可反映全身组织酸中毒的程度。碱缺失加重与进行性出血大多有关。对于碱缺失增加而似乎病情平稳的患者必须细心检查有无进行性出血；⑤胃黏膜内pH（pHi）和胃黏膜内CO$_2$分压（PgCO$_2$）：PgCO$_2$

正常值＜6.5kPa，胃黏膜与动脉血 CO_2 分压差 P（g-a）CO_2 正常值＜1.5kPa，$PgCO_2$ 或 P（g-a）CO_2 值越大，表示组织缺血越严重。

5.特殊部位出血的治疗

上消化道溃疡、肝硬化所致胃底或食道静脉曲张及胆管出血等，如出血量不大，一般先行保守治疗，包括应用止血药物，使用生长抑素、胃内冷冻止血、双腔三囊压迫止血、电或激光凝固止血等。当保守措施不能止血时，则应尽早采取外科手术止血。因血友病出血者，绝对禁忌手术，应及时输入新鲜血液或血浆，如已明确何种凝血因子缺乏，则可直接输注抗血友病球蛋白或凝血酶复合物。

6.未控制出血的失血性休克复苏

未控制出血的失血性休克是低血容量休克的一种特殊类型，对此类患者早期采用控制性复苏，收缩压维持在 80～90mmHg，以保证重要脏器的基本灌注，并尽快止血；出血控制后再进行积极容量复苏。对合并颅脑损伤的多发伤患者、老年患者及高血压患者应避免控制性复苏。

三、感染性休克

感染性休克又称脓毒性休克，是由细菌、病毒、立克次体、支原体、真菌和原虫等感染（或高度可疑的感染）导致脓毒症诱发的组织低灌注和器官功能障碍，在经过充分液体复苏，低灌注仍持续存在的疾病状态。感染性休克来势凶猛、变化快、威胁大，需及时采取抢救措施。

（一）诊断提示

1.诊断标准

符合前述休克诊断标准。

2.感染史

常有严重感染基础，如急性感染、近期手术、创伤、器械检查及传染病流行史。需注意部分病人临床表现与感染性休克相似，无明确感染证据，仅存在高度可疑证据，为更早发现病人，尽早进入休克治疗。

3.临床表现

（1）神志改变：早期为兴奋状态，中期、晚期为抑制状态，重者丧失意识。

（2）皮肤改变：早期皮肤厥冷、发绀、出冷汗、苍白，为低排高阻之"冷休克"；中期、晚期皮肤开始潮红，发绀减轻，血压进一步降低，常＜80mmHg，此期为"暖休克"，提示微循环扩张，为高排低阻表现。

（3）呼吸改变：呼吸急促，频率增高，全身缺氧症状明显，提示呼吸功能减退。

（4）脉搏改变：脉搏弱快或摸不到，典型者足背动脉搏动消失。

（5）尿量改变：尿少或无尿，＜30mL/h。

（6）弥散性血管内凝血现象（DIC）。

（7）血液改变：多白细胞总数及中性粒细胞增高，严重感染时可不升反降，病毒性感染白细胞可降低。

（8）尿液改变：发生 DIC 时，尿液检查可出现蛋白、红细胞和管型。部分病例可发生急性肾功能衰竭。

4.诊断标准

全身炎症反应综合征（SIRS），如出现两种或两种以上的下列表现，可以认为有这种反应的存在：①体温＞38℃或＜36℃；②心率＞90 次/min；③呼吸频率＞20 次/min，或 $PaCO_2$＜32mmHg（4.3kPa）；④血白细胞＞12 000/mm³，＜4000/mm³，或幼稚型细胞＞10%。

脓毒症（sepsis）系由致病微生物所引起的 SIRS。严重脓毒症（severe sepsis）是指感染综合征伴有器官功能不全、组织灌注不良或低血压。

感染性休克（septic shock）可以被认为是严重感染综合征的一种特殊类型。感染性休克的标准：①临床上有明确的感染；②有 SIRS 的存在；③收缩压低于 90mmHg 或较原基础值下降的幅度超过 40mmHg，至少 1h，或血压依赖输液或药物维持；④有组织灌注不良的表现，如少尿（＜30mL/h）超过 1h，或有急性神志障碍。

（二）治疗措施

1.早期液体复苏

一旦临床诊断严重感染或感染性休克，应尽快积极液体复苏，要求复苏液体选择晶体液，不推荐使用羟乙基淀粉进行液体复苏，使用大量晶体液时可使用白蛋白进行液体复苏。2012 年国际拯救脓毒症运动集束化治疗目标如下。

（1）3h 之内完成：

①测量乳酸水平。

②在服用抗生素之前获得血培养标本。

③应用广谱抗生素。

④对于低血压或乳酸为 4mmol/L 的患者应用 30mL/kg 晶体液。

（2）6h 之内完成：

①应用血管加压药（针对不响应初始液体复苏的低血压）将平均动脉压（MAP）维持在≥65mmHg。

②在进行复苏后动脉持续低血压或者初始乳酸为 4mmol/L 的情况下。

测量中心静脉压（CVP），复苏目标为 CVP≥8mmHg；

测量中心静脉氧饱和度（ScvO$_2$），复苏目标为 ScvO$_2$ 等于 70%。

③如果初始乳酸升高，则重新测量乳酸，复苏目标为乳酸正常化。

复苏开始后 6 个小时目标是：①中心静脉压（CVP）8～12mmHg；②平均动脉压≥65mmHg；③尿量≥0.5mL/（kg·h）；④中心静脉或者混合静脉氧饱和度分别是 ScvO$_2$：70%或 SvO$_2$：65%。

2.抗感染治疗

确诊或高度怀疑感染性休克病人，要立即抽取血标本行细菌培养+药敏试验。然后开始抗感染治疗。主要措施是及时处理原发感染灶，切断病原体侵袭途径，针对感染病原体，早期足量选用有效抗菌药物。

由于感染性休克来势凶猛，进展迅速，病死率高，且早期病原菌不明，目前多主张采用降阶梯疗法，根据感染部位及流行病学特点，选用广谱抗生素，严重感染可选用碳青霉烯类（亚胺培南、美罗培南等），怀疑球菌感染可选用万古霉素、利奈唑胺等，怀疑合并真菌感染可选用氟康唑、伊曲康唑、伏立康唑等，怀疑病毒感染可选用阿昔洛韦、更昔洛韦、奥司他韦等。病情极严重，不能迅速确诊何种感染时可多种药物联合应用，以覆盖更多致病微生物。

3.血管加压药

血管加压药的最初治疗目标为将平均动脉压（MAP）保持在 65mmHg 以上。首选药物为去甲肾上腺素。常用剂量为 8mg 入生理盐水 500mL 中静脉滴注，根据血压调整滴速。有条件的单位可使用微量泵：生理盐水 46mL+去甲肾上腺素 8mg 持续泵入，根据血压调整泵速，常用剂量为 $0.03\sim1.5\mu g/(kg\cdot min)$。但剂量超过 $1.0\mu g/(kg\cdot min)$，可由于对β受体的兴奋加强而增加心肌做功与氧耗。肾上腺素是首选去甲肾上腺素替代药物。多巴胺只在病人心率缓慢时与去甲肾上腺素合用。

4.提高心肌收缩力药物

在出现心脏充盈压升高心排血量下降表明心肌功能障碍时，考虑静脉注射多巴酚丁胺，最高剂量为 $20mg/(kg\cdot min)$。使心脏指数达到正常或稍低水平即可。

5.糖皮质激素

严重感染和感染性休克患者充分液体复苏和血管加压药治疗效果差时可考虑应用小剂量糖皮质激素。一般宜选择氢化可的松，每日单独静脉注射 200mg，持续输注不超过 $3\sim5d$，当患者不再需要血管升压药时，建议逐渐停用糖皮质激素。

6.血液制品

充分复苏后心肌缺血、重度低氧血症病人、急性出血病人若血红素＜70g/L，可考虑输注红细胞，使血红素浓度维持在 $70\sim90g/L$，血细胞比容＞30%。对于严重贫血病人，可使用红细胞生成素治疗。病人无明显出血时血小板计数$\leqslant10\times10^9$/L，输注血小板，当病人存在明显出血风险时血小板计数$\leqslant20\times10^9$/L，输注血小板。当存在活动性出血、手术或创伤操作时要求血小板计数$\geqslant50\times10^9$/L。

7.医疗器具

对于明显体内存在脓肿或局部感染灶和感染后坏死组织要及时行病灶清除，并留取合适的标本细菌培养。

8.其他治疗

①持续血液净化治疗；②预防应激性溃疡；③机械通气患者采用保护性通气策略；④预防深静脉血栓形成等；⑤治疗原发疾病。

四、过敏性休克

过敏性休克是外界某些抗原性物质进入易致敏的机体后，使肥大细胞和白细胞释放出活性物质，作用于血管而引起血浆渗出、血容量不足、血管扩张、血压下降、微循环障碍等病理生理反应所引起的综合征。过敏性休克的表现与程度因机体反应性、抗原进入量及途径等而有很大差别。通常突然发生而且剧烈，若不及时处理，常可危及生命。

（一）诊断提示

1.诊断标准

符合前述休克诊断标准。

2.病史

有过敏原接触史（部分患者难以确认其过敏原）。如药物、血清等。

3.临床表现

患者接触过敏原后，迅速出现多系统的急症症状，常数秒或数分钟。患者可因窒息、休克、心脏停搏而死亡。

（1）中枢神经系统：头痛、头昏、意识障碍或昏迷、抽搐、失语、麻木、瘫痪、大小便失禁。

（2）消化系统：恶心、呕吐、腹泻和肠绞痛。

（3）呼吸系统：胸闷、喉头阻塞感、呼吸困难、发绀，双肺可闻及哮鸣音及湿啰音。

（4）循环系统：面色苍白、四肢发凉、脉搏细弱、血压下降、严重者可发生循环骤停。

（5）皮肤系统：皮肤黏膜充血潮红、瘙痒、荨麻疹、水肿、剥脱性皮炎及其他皮疹。

（6）血嗜酸性粒细胞增多，血清 IgE 明显增高。

（二）治疗措施

（1）立即脱离、终止过敏原。

（2）肌内注射 0.1%肾上腺素 0.3～0.5mL，5～10min 可重复应用。

（3）地塞米松 10～20mg 或氢化可的松 200～300mg 溶于 5%～10%葡萄糖溶液 250～500mL 中静脉滴注或甲泼尼龙 80～200mg 加入 5%葡萄糖注射液 500mL 中静脉滴注。

（4）补充血容量：先以平衡盐液，生理盐水或右旋糖酐-40 500～1000mL 静脉滴注，然后酌情给予其他溶液，应注意控制补液速度和补液量以免诱发肺水肿。

（5）升压药：经上述处理后血压仍低者，应给予升压药，多巴胺或间羟胺静脉注射。

（6）有支气管痉挛者用氨茶碱 0.25g 加入 10%葡萄糖溶液 20mL 中缓慢静脉注射。

（7）针刺人中、十宣、内关等穴。

（8）抗组胺类药物：苯海拉明 50mg；异丙嗪 25～50mg，或氯苯那敏 4～8mg，均宜早用。

（9）严重喉头水肿者，及时做气管切开术。

（10）处理肺水肿、脑水肿或循环骤停等并发症。

第二节　急腹症

急腹症是指以腹内脏器或腹外脏器的器质性病变或功能性障碍为主要临床表现、需要紧急外科和内科处理的常见急症。外科急腹症和内科急腹症无截然界限，可互为因果。急腹症具有起病急、发展快、变化多、病情重等表现特点，提示医师需尽快明确诊断，确定以急症手术治疗为主，还是以内科非手术治疗为主的治疗方法。按病变原因和性质，急腹症大致可分为炎症性、梗阻性、出血性、创伤性、血管性和功能性六大类。

（一）诊断提示

1.病史

病史询问包括有无原发疾病、外伤、发病诱因、起病缓急、症状出现的先后、主次、演变过程、治疗措施等。

2.腹痛

（1）腹痛的发作和诱因：腹内炎性病变时，腹痛起始较轻逐渐加重；胃及十二指肠溃疡穿孔、急性胰腺炎，则表现为急性发作和剧烈腹痛；梗阻性病变，则表现为阵发性绞痛；腹内出血时腹痛不显著，主要表现为出血性休克。在诱因方面，如高脂饮食或饮酒，易诱发胆囊炎、胆管炎及急性胰腺炎；暴饮暴食易引起溃疡穿孔、急性胰腺炎；饱食后剧烈活动可引起肠扭转等。

（2）腹痛的性质：炎症刺激多为持续性疼痛；强烈化学性刺激为剧烈灼样痛；肠梗阻为阵发性绞痛；若肠梗阻发展为绞窄性，则阵发性腹痛的间歇期有持续的钝痛。在疼痛程度方面，轻微炎症、出血及单纯性梗阻的腹痛较轻，而溃疡病穿孔、绞窄性梗阻、急性胰腺炎则腹痛较剧烈。

（3）腹痛的部位：腹痛开始的部位，不一定是病变的部位，但腹痛固定的部位多系病变所在位置。如急性阑尾炎，腹痛往往先出现在脐周或上腹部，逐渐转移并固定于右下腹部；胆囊炎、胆石症先为上腹部痛，以后固定于右上腹；溃疡病穿孔、急性腹膜炎及宫外孕出血可引起全腹痛，但仍以病变的附近为主；全腹痛多见于急性弥漫性腹膜炎、急性出血坏死性胰腺炎等。局限性腹痛一般与病变位置一致，如右上腹痛为肝胆疾病；左上腹痛为胰、脾病变；右下腹痛常为阑尾或末段回肠疾病；腰痛常为肾、输尿管疾病；子宫及附件疾病常为两侧下腹部低位疼痛。此外，有些疾病可出现放射痛，如膈下炎性病变，疼痛可放射至右肩胛区；肾、输尿管病变，疼痛可放射到阴囊或大阴唇；盆腔器官炎性病变，疼痛可放射至下腰部。

3.恶心呕吐

（1）急腹症患者恶心呕吐的原因有以下三种情况：①腹膜或肠系膜神经末梢受到严重刺激，如胃、十二指肠溃疡穿孔、急性阑尾炎及急性胰腺炎等；②空腔脏器梗阻，如肠梗阻，可通过神经反射和肠内容物反流引起呕吐；③毒素吸收刺激延髓呕吐中枢而引起，如腹膜炎晚期。

（2）急腹症所致呕吐，多在腹痛之后，如先呕吐而后腹痛或只有呕吐而无腹痛，则应多考虑非外科性疾病。高位梗阻的呕吐发生早而频繁，主要为胃内容物及胆汁；低位梗阻的呕吐发生较迟，次数少而间歇时间长，呕吐物常带粪质；幽门梗阻呕吐仅为胃内容物而不含胆汁；肠蛔虫梗阻或胆道蛔虫症时，可吐出蛔虫。

4.排便异常

腹痛、呕吐、腹胀，既不排大便也不排气，则是完全性肠梗阻的特征；大量柏油便，多系上消化道出血；急性腹痛时鲜血样大便，应警惕肠套叠及肠系膜血管栓塞等。

5.全身症状

急性消化道穿孔、出血或腹腔内出血时，腹痛可以并发虚脱及休克；绞窄性肠梗阻则出现全身中毒症状；急性化脓性胆管炎可出现严重的中毒性休克等。急腹症的高热，为病变发展到一定阶段以后才出现，但小儿患者可例外，早期即可体温升高。某些严重的急腹症如大出血或伴中毒性休克时，体温可能低于正常，但脉搏的增快有重要诊断意义。

6.既往史

消化性溃疡穿孔患者多有溃疡病史；胆管疾病可有多次类似腹痛发作病史；粘连性肠梗阻多发生在腹部创伤、腹部手术及炎症之后；反复发热，时有寒战、高热伴腹痛，应考虑腹内炎症性病变。

7.体格检查

（1）视诊：腹式呼吸消失是早期诊断急性腹膜炎的主要体征；全腹膨胀可能是低位小肠梗阻或麻痹性肠梗阻；局部隆起，可能是腹内肿块、扩大的肠袢或绞窄性肠梗阻；腹壁见有蠕动波，可能是慢性肠梗阻。如存在胃型及逆蠕动波提示幽门梗阻；如出现小肠肠型及蠕动波可能有小肠梗阻。

（2）听诊：听诊应放在触诊之前，避免触诊引起的肠蠕动。肠梗阻时肠鸣音亢进并可出现气过水声或金属音；腹膜炎或肠麻痹时，肠鸣音减弱或消失。胃肠道积液可听到振水音。

（3）触诊：肌紧张、压痛和反跳痛，均系腹膜刺激征，而以肌紧张和压痛更为重要，如二者不明显和不固定，多非外科急腹症；腹肌紧张呈"板状腹"，是消化性溃疡急性穿孔的体征；右下腹压痛和反跳痛可能是急性阑尾炎；但老年人、婴幼儿、中毒性休克或严重衰竭者，因反应差也可无腹肌紧张。腹部触诊也要注意触诊腹部包块，了解包块的部位、大小、硬度、活动度、边界情况，是否压痛。

（4）叩诊：肝浊音界缩小或消失，表示胃肠穿孔或上腹肠腔极度充气；局限性浊音伴有压痛和叩击痛，常为炎性包块或脓肿；移动性浊音表示腹腔积液，疑为腹内出血的休克患者应避免做此检查，以免加重出血。

（5）直肠指诊：如有触痛和波动感，表明盆腔有感染或积液；急性阑尾炎，直肠右上方多有触痛；如指套染有血迹，小儿要考虑肠套叠，成人要想到直肠癌。

8.实验室检查

（1）白细胞计数及分类，细菌性炎症时白细胞总数及中性粒细胞均增高，但早期可正常。

（2）血红素量，对疑有出血的患者有诊断参考价值。

（3）尿常规，注意有无血尿以鉴别泌尿系结石、感染和肿瘤等，老年人患软组织感染者要查尿糖，以除外糖尿病。

（4）应根据症状、体征，及时进行肝功能、肾功能、胰酶（胰淀粉酶）等检查。

9.影像学检查

（1）X线片检查：可观察有无膈下游离气体、结石阴影、肠腔积气及液平面，以间接推测有无胃肠穿孔、结石、肠道梗阻等。

（2）B超检查：B型超声的腹腔扫描可确定病变脏器形态及大小的改变，占位性病变的位置及其大小，对胆囊炎、胆石症、胆道蛔虫、泌尿系结石、腹腔炎性包块、脓肿及腹主动脉瘤、夹层动脉瘤等均有诊断价值。

（3）CT检查：CT用于急性胰腺炎的监测，因CT能显示胰腺形状、大小、结构及胰外征象，故可用以动态观察其病变，以决定治疗措施和评价预后。

（4）数字减影血管造影：主要是用于显示血管来诊断腹腔动脉、肝动脉和脏器占位病变血管等的病变，能迅速对血管栓塞性急腹症（如肠系膜血管栓塞）明确诊断，也能明确出血性疾病（如外伤性肝脾破裂）的性质。

10.腹腔穿刺液检查

如腹腔穿刺液为血性而不凝固，说明腹腔有脏器出血，多见于肝、脾、肠系膜血管破裂及宫外孕破裂出血，也见于急性出血坏死性胰腺炎和绞窄性肠梗阻，可分别测定胰酶和涂片查找革兰阴性细菌；若抽出液为胃肠液和胆汁，则可能是胃肠道损伤；若为浑浊液体，可能为腹膜炎症，多见于消化性溃疡穿孔、渗出性腹膜炎和肠穿孔。

11.急腹症特点

（1）急性阑尾炎：①腹痛始发于脐周或上腹部，数小时后转移至右下腹部；②右下腹麦克伯尼点（麦氏点）压痛和反跳痛明显，重者有肌紧张；③80%患者有恶心、呕吐、食欲缺乏；④低热（腹痛之后）；⑤末梢血液中白细胞总数和嗜中性粒细胞增多；⑥结肠充气征、腰大肌试验、闭孔肌试验呈阳性。

（2）急性胆囊炎、胆石症：①右上腹绞痛，可放射至右肩部，常在吃油腻食物后反复发作；②右上腹压痛及腹肌紧张，或可触及肿大的胆囊；③莫菲（Murphy）征呈阳性；④体温可达39℃；⑤白细胞计数增多；⑥可出现黄疸。

（3）胆总管结石、化脓性胆管炎：①上腹部绞痛；②寒战及高热；③黄疸；④白细胞计数增高；⑤严重者可发生中毒性休克。

（4）胆管蛔虫病：①突发上腹部绞痛或钻顶样痛；②疼痛缓解期可无阳性体征，或仅有上腹部剑突下轻度压痛；③可有呕吐蛔虫或便出蛔虫；④低热。

（5）机械性肠梗阻：①阵发性腹部绞痛；②恶心呕吐；③无大便及排气；④腹胀病变部位有压痛，或可摸到肠形包块；⑤腹痛发作时肠鸣音亢进，或有气过水声；⑥腹部 X 线片检查有气液平面。

（6）急性胰腺炎：①突发上腹部剧痛，常向腰部放射；②恶心呕吐、大汗甚至虚脱；③上腹压痛及反跳痛，可有肌紧张；④发病前有饱餐史和（或）饮酒史；⑤血清淀粉酶升高、白细胞增多；⑥出血坏死性胰腺炎腹腔穿刺多有血性腹腔积液，血、尿淀粉酶增高。

（7）胃、十二指肠溃疡急性穿孔：①突发上腹部剧痛；②全腹压痛、肌紧张呈板样腹，肠鸣音消失；③常有溃疡病史，发病前疼痛加重；④肝浊音界缩小，X 线透视膈下有游离气体；⑤血常规示白细胞增多；⑥腹腔穿刺可抽出胃液或胆汁。

（8）泌尿系结石：①突发一侧腹部或腰部绞痛，向会阴部放射；②血尿；③无腹膜刺激征；④腹部 X 线片和腹部 B 超可能显示结石阴影。

（9）宫外孕破裂：①急性下腹部痛，很快发展至全腹；②一侧腹部压痛、肌紧张、肠鸣音减弱或消失；③有闭经史或阴道流血史；④严重者有出血性休克表现；⑤子宫颈触痛明显，直肠子宫窝有触痛性包块；⑥经阴道后穹隆穿刺吸引或下腹部穿刺有血。

（10）卵巢囊肿扭转：①下腹部突然剧痛；②恶心、呕吐；③多有下腹部包块史；④腹部或阴道检查可发现下腹部或盆腔有包块并触痛；⑤血常规示白细胞数增多。

（11）急性盆腔炎：①两侧下腹部隐痛或坠痛；②体温常在 38～40℃；③下腹部内侧有肌紧张和压痛；④阴道检查双侧附件增厚且明显压痛；⑤血常规显示白细胞数增高。

（12）卵巢卵泡或黄体破裂：①一侧下腹剧烈疼痛（黄体破裂多发生在月经之前，卵巢卵泡破裂多发生在月经中期）；②下腹有压痛；③严重者出现休克；④血常规示白细胞数增高；⑤多见于未婚女性。

（13）腹内癌瘤：多因癌瘤引起肠梗阻、肠穿孔，癌瘤破裂或癌瘤压迫脊神经根。①有肿瘤史；②腹内多能摸到肿块；③腹痛逐渐加重并持续48h以上；④可出现便秘、腹胀、尿痛等症状；⑤多见于中老年人。

12.腹外疾病所致腹部症状鉴别

（1）肺炎：下叶肺炎波及膈周围时，可引起第6对肋间神经分布的腹部区域内牵扯性疼痛，易误诊为急性胆囊炎或阑尾炎。但患者多为先发热后腹痛，有呼吸道症状，无腹肌紧张，有胸部体征和X线阳性发现。

（2）急性心肌梗死：可有上腹痛并伴恶心、呕吐，甚至可有肌紧张和上腹压痛而误诊为胆绞痛等。鉴别依靠过去病史及临床表现、心电图、转氨酶、血清肌酸激酶检查等。

（3）铅中毒：可有突发的脐周或下腹部剧烈绞痛，但无局限性压痛和肌紧张，病前有便秘史和长期与铅接触史，检查有牙龈铅线，点彩红细胞增多，血和尿铅含量增高。

（4）糖尿病酮症酸中毒：可有剧烈腹痛、恶心、呕吐、腹胀、发热、白细胞增高，甚至腹部压痛和肌紧张。鉴别主要靠多饮、多食、多尿病史，以及血和尿糖增高、酮体阳性且为先呕吐后腹痛等病史。

（5）血卟啉病：腹痛多突然发生，部位不定，伴有恶心、呕吐、便秘。多见于女性青年，常因饮酒或服巴比妥类药物而诱发，严重腹部症状与轻微腹部体征不相称，无肌紧张和反跳痛。小便见阳光后为红色，尿卟啉胆色素原测定呈阳性。

（6）原发性高脂血症：可有持续剧烈腹痛、恶心、呕吐、发热、白细胞增多、腹部压痛和肌紧张。鉴别要点为患者有黄色瘤、肝脾肿大，血清呈乳样浑浊、血清三酰甘油和胆固醇升高、视网膜血脂症等。

（7）腹型风湿热：腹痛程度轻重不一，常伴有恶心、呕吐或腹泻。见于年轻病者，有多发性关节炎、心肌炎、皮下结节、环形红斑，伴有高热、腹痛、白细胞增加、红细胞沉降率加快而腹肌紧张不明显。

（8）腹型过敏性紫癜：常有腹痛且伴有恶心、呕吐，而易误诊为急腹症。但有下列特点：①腹痛部位常不固定；②每次发作时腹部的症状和体征表现并不一致；③体征（肌紧张）不如症状（腹痛、腹泻）明显；④多数病例有明显的腹泻，与一般急腹症不同；⑤常规检查示嗜酸性粒细胞增多；⑥皮肤紫癜与关节肿痛常见。

（9）其他：如腹型癫痫、脊髓结核胃肠危象及神经官能性腹痛等。

（二）治疗措施

（1）尽快明确诊断，按病因进行治疗。

（2）加强支持疗法，及时对症处理。

（3）严密观察病情，注意全身情况（脉搏、血压、体温及血常规检查）及腹部情况（腹痛及腹膜刺激症状等）。在未确诊的观察期间，要做到"四禁"（禁食、禁用止痛药、禁用泻药、禁止灌肠）和"四抗"（抗休克、抗腹胀、抗感染及抗水、抗电解质紊乱）。

（4）剖腹探查指征：①一般处理后病情不好转，发生腹膜炎症状或腹膜炎症状加重者；②疑有腹内出血者；③疑有内脏穿孔或绞窄性病变者。

（5）非手术治疗指征：①急性腹痛好转，或腹痛已愈 3d 而病情无恶化者；②腹膜刺激症状不明显，或腹膜炎已局限化者。

（6）明确诊断的内科急腹症，可用止痛镇静药以缓解疼痛。吗啡、哌替啶、阿托品，用于肝胆疾病及肾、输尿管结石所致的疼痛；阿托品、颠茄浸膏片用于胃肠道痉挛引起的腹痛；针刺疗法，电刺激镇痛法，神经阻滞药及精神安定药，用于功能性腹痛。

（7）创伤性急腹症，根据脏器损害程度选择非手术、手术及手术方式。

第七章　临床常见症状及问题的康复

第一节　失眠

一、概述

（一）定义

失眠是指睡眠的始发和睡眠维持发生障碍，致使睡眠的质和量不能满足个体生理需要而明显影响患者白天活动（如疲劳、注意力下降、反应迟钝等）的一种睡眠障碍综合征。其表现形式：入睡困难、睡眠不实（觉醒过多）、睡眠表浅（缺少深睡）、早醒和睡眠不足。

（二）发病机制

正常睡眠分为非快速眼动（NREM）睡眠和快速眼动（REM）睡眠，呈周期性交替过程，一夜 4～6 个周期。NREM 睡眠占总睡眠的 75%～80%，分为I期、II期、III期、IV期，由浅入深。I期、II期为浅睡眠，III期、IV期为深睡眠。睡眠的发生机制极为复杂，至今未完全清楚。它涉及中枢神经系统众多的神经网络和一系列神经介质、神经内分泌和神经调节物质。神经生理学研究证明，睡眠不是觉醒的简单终结，而是中枢神经系统内主动的节律性过程，这一节律独立于自然界昼夜交替之外而自我维持。睡眠-觉醒节律是人类和其他哺乳动物先天具有的一种相对独立的生物节律，不依赖于自然界的昼夜交替。这些特殊结构包括以下几点。

1.视交叉上核

包含自我控制昼夜节律的振荡器，即生物钟，使内源性昼夜节律系统和外界光-暗周期耦合。

2.丘脑、下丘脑

睡眠-觉醒的机制是一个双重调节系统，它包含开启觉醒和开启睡眠状态两部分。丘脑网状核产生的纺锤波是从觉醒到失去感知进入睡眠的标志。

3.脑干中缝核、孤束核

它们组成上行抑制系统，能诱发睡眠质量。

4.网状结构

蓝斑和脑桥的去甲肾上腺素能神经元对维持觉醒起作用。脑干网状结构的头端有维持清醒所必需的神经元。

5.大脑皮质

意识活动可激活网状结构上行激活系统而影响皮质。另外，褪黑素、肿瘤坏死因数（TNF）、白细胞介素-1（IL-1）等均可影响睡眠。

（三）临床表现

失眠患者的临床表现主要有以下几个方面。

1.睡眠过程的障碍

入睡困难、睡眠质量下降和睡眠时间减少。

2.日间认知功能障碍

记忆功能下降、注意功能下降、计划功能下降从而导致白天困倦，工作能力下降，在停止工作时容易出现日间嗜睡现象。

3.大脑边缘系统及其周围的自主神经功能紊乱

心血管系统表现为胸闷、心悸、血压不稳定；消化系统表现为便秘或腹泻、胃部闷胀；运动系统表现为颈肩部肌肉紧张、头痛和腰痛。情绪控制能力降低，容易生气；男性容易出现阳痿，女性常出现性功能减低等表现。

4.其他系统症状

容易出现短期内体重减低，免疫功能减低和内分泌功能紊乱。

（四）诊断

《中国精神疾病分类方案与诊断标准》（CCMD-2-R）中指出，失眠以睡眠障碍几乎为唯一症状，其他症状均继发于失眠，包括入睡困难、睡眠不深、多梦、早醒、醒后不易再入睡、醒后不适、疲惫或白天困倦。上述睡眠障碍每周至少发生 3 次，并持续 1 个月以上。失眠引起显著的苦恼或精神障碍，活动效率下降或妨碍社会功能。

（五）鉴别诊断

主要是病因鉴别，包括疼痛、慢性阻塞性肺部疾病和帕金森病等系统性疾病引起的失眠，抑郁性失眠，β受体阻滞剂、SSRI 等药物所致失眠，睡眠行为异常所致失眠，昼夜节律紊乱所致失眠及下肢不宁综合征和睡眠呼吸暂停综合征等原发性疾病所致失眠。

（六）治疗

1.总体目标

尽可能明确病因，达到以下目的。

（1）改善睡眠质量和（或）增加有效睡眠时间；

（2）恢复社会功能，提高患者的生活质量；

（3）减少或消除与失眠相关的躯体疾病或与躯体疾病共病的风险；

（4）避免药物干预带来的负面效应。

2.干预方式

失眠的干预措施主要包括药物治疗和非药物治疗。对于急性失眠患者宜早期应用药物治疗。对于亚急性或慢性失眠患者，无论是原发性还是继发性，在应用药物治疗的同时应当辅助以心理行为治疗，即使是那些已经长期服用镇静催眠药物的失眠患者亦是如此。

针对失眠的有效心理行为治疗方法主要是认知行为治疗。

目前国内能够从事心理行为治疗的专业资源相对匮乏，具有这方面专业资质认证的人员不多，单纯采用 CBT-I 也会面临依从性问题，所以药物治疗仍然占据失眠治疗的主导地位。除心理行为治疗之外的其他非药物治疗，如饮食疗法、芳香疗法、按摩、顺势疗法、光照疗法等，均缺乏令人信服的大样本对照研究。传统中医学治疗失眠的历史悠久，但囿于特殊的个体化医学模式，难以用现代循证医学模式进行评估。应强调睡眠健康教育的重要性，即在建立良好睡眠卫生习惯的基础上，开展心理行为治疗、药物治疗和传统医学治疗。

3.失眠的药物治疗

尽管具有催眠作用的药物种类繁多，但其中大多数药物的主要用途并不是治疗失眠。目前临床治疗失眠的药物主要包括苯二氮䓬类（BZD），最常用的失眠治疗药物是新型非苯二氮䓬类药物、抗精神病药物、抗组胺药、松果体素（褪黑素）及抗抑郁药。

二、康复评定

1.阿森斯失眠量表（AIS）

阿森斯失眠量表是根据 ICD-10 失眠症诊断标准制订的失眠严重程度评估量表。其具有较好的信度、效度和诊断效能，且具有简洁适用的特点。

2.睡眠障碍评定量表（SDRS）

张宏根等自行设计的睡眠障碍量表（SDRS）。无论是在内容还是条目设置方面上，SDRS 都与 AIS 相似（表 7-1）。

3.睡眠日记

睡眠日记是一项对失眠诊断、治疗和研究极具价值的信息，有助于了解个人睡眠的具体情况和提供失眠的数字化资料。在失眠期间，坚持记日记有助于回答以下问题。

（1）失眠的诱因是什么？

（2）什么原因导致失眠的持续存在？

（3）失眠是否与每年、每月或每周的某一特定时间有关？

（4）生活中，哪些特定事件可引起失眠？哪些事件能改善睡眠？

4.多次小睡潜伏期试验（MSLT）

多次小睡潜伏期试验是专门测定在缺乏警觉因素情况下生理睡眠倾向性。目前已将其用作评定白日过度嗜睡的严重程度、治疗效果与鉴别诊断的重要客观指标。

表 7-1 睡眠障碍评定量表（SDRS）

量表条目	主要功能
睡眠是否充分	睡眠时间及其对社会功能影响的总体主观感受
睡眠质量	睡眠质量的主观体验
睡眠长度	总睡眠时间的客观记录
早段失眠、频度	难以入睡发生频率
早段失眠、程度	入睡困难程度及睡眠潜伏期的客观记录
中段失眠、频度	睡眠不深，中途醒转频率
中段失眠、程度	睡眠不深而醒转后再次入睡情况
末段失眠、频度	早醒发生频率
末段失眠、程度	早醒时间
醒后不适感	因失眠而造成的不适感，如：头晕、困倦、疲乏等

三、康复治疗

（一）心理治疗

帮助患者消除障碍，增强心理适应能力，改变其对失眠的认识。失眠发病的社会心理因素很多，要取得最佳疗效则应心理治疗和药物治疗相结合。

（二）物理因子治疗

物理因子治疗包括生物反馈疗法、光疗法及其他物理治疗（磁疗、直流电离子导入、水疗、负离子疗法等）。

（三）认知-行为治疗

认知-行为治疗即认为患者对现实表现出的一些不正常或适应不良的情绪和行为，是源自不正确的认知方式，而这种认知方式则是来自个体在长期生活实践中逐渐形成的价值观念，但自己不一定能明确意识到。因此，指出这种不正确的、不良的认知方式，分析其不现实和不合逻辑的方面，用较现实或较强适应能力的认知方式取而代之，以消除或纠正不良的情绪和行为。常用以下方法。

行为干预：刺激控制疗法，告诉患者只在有睡意时才上床；若上床 10～20 分钟不能入睡，则应起床；无论夜间睡多久，清晨应准时起床，保持良好的睡眠习惯，睡眠时间适度并保持节律等方法。

睡眠限制疗法：缩短在床上的时间及实际的睡眠时间，通过限制睡眠的方法来提高睡眠的效率。

放松疗法：适用于那些因过度警醒而失眠的患者。常用的放松疗法有肌肉放松训练、沉思、瑜伽、太极拳等。

森田疗法：20 世纪 20 年代，日本的森田正马经过 20 多年的探索和实践，把当时的一些主要治疗方法如，安静及隔离疗法、作用疗法、说理疗法、生活疗法加以取舍，择优组合而创立了一种治疗神经症的心理疗法森田疗法。

（四）中医康复治疗

中药治疗：失眠的原因很多，但总是与心、脾、肝、肾及阴血不足有关。治疗上以补虚泻实，调整阴阳为原则。

针灸疗法：在应用中药的同时，也可以佐以针刺疗法或耳针疗法。

推拿疗法：在头面四肢经穴进行推拿按摩，可以达到疏通经络、宁心安神、促进睡眠的目的。

气功疗法：适合失眠患者的气功锻炼方法有静功、动功和瑜伽功，每日 1～2 次，每次 30～60 分钟。

四、康复宣传教育

（1）精神方面的调理：多与他人交谈，培养乐观开朗的健康心理，避免不良的精神刺激。

（2）生活习惯方面的调理：调整不良的睡眠卫生习惯，如把床当作工作和生活的场所、开灯睡觉等；不良的睡眠卫生习惯会破坏睡眠的正常节律，形成对睡眠的错误概念，引起不必要的睡前兴奋，从而导致睡眠障碍；定时休息，准时上床，准时起床；无论前晚何时入睡，次日都应该准时起床；床铺应该舒适、干净、柔软度适中；卧室保持安静，光线与温度适当；不要在床上读书、看电视或听收音机等；每天规律的运动有助于睡眠，但不要在傍晚后运动，尤其睡前 2 小时不要运动，否则会影响睡眠。

（3）饮食方面的调理：注意饮食，避免油腻及不易消化的食物，不要在傍晚以后进食浓茶、酒、咖啡等使人兴奋的食物。可在睡前喝一杯热牛奶及一些复合糖类的饮料，帮助睡眠。

（4）如果上床 20 分钟后仍不能入睡，可起来做些单调乏味的事情，等有睡意时再上床睡觉；不能入睡时不要反复看时钟，也不要懊恼或有挫折感，应该放松并确信自己最后一定能入睡；如果存在睡眠障碍，午睡时间不宜过长，睡 30 分钟即可；尽量不要长期服用安眠药，如有需要，待睡眠改善后逐渐减量停用。

第二节　痉挛

一、概述

（一）定义

痉挛是上运动神经元损伤后，由于脊髓与脑干反射性亢进而导致的肌张力异常增高状态，是上运动神经元综合征常见的临床表现，许多疾病如脑血管疾病、脊髓损伤、多发性硬化、脑性瘫痪等均可引起痉挛。

（二）流行病学

目前临床上对痉挛的发病率和患病率尚无准确的统计数据，但是，大约 30% 的脑卒中、60% 的多发性硬化及 75% 的重度创伤性脑损伤患者会出现需要治疗干预的痉挛，全世界有超过 1.2 亿人受痉挛的影响。痉挛严重影响患者的功能活动，对患者的身心健康均有严重的不良影响，需要充分认识痉挛的严重性和危害，积极予以药物治疗、物理治疗和功能再训练等综合治疗，不同程度地减轻或缓解痉挛，使患者的生活质量得到改善。

（三）分型及临床表现

痉挛常见于中枢神经系统疾病，如脑卒中、脑性瘫痪、脑外伤、脊髓损伤及多发性硬化等。根据病变部位不同分为以下几种类型。

（1）脑源性痉挛：一般在发病 3～4 周出现。当病变损害到皮质、基底节、脑干及其下行运动通路的任何部位，均可出现瘫痪肢体的痉挛。多见于脑性瘫痪、脑卒中及脑外伤。临床表现主要是肌张力呈持续性增高状态，通过反复缓慢的牵拉刺激可暂时获得缓解，但维持时间较短。精细活动困难，步行时常表现为划圈步态。脑性瘫痪儿童则出现剪刀步态。

（2）脊髓源性痉挛：一般在发病后 3～6 个月出现。脊髓损伤可波及上运动神经元和与之形成突触的中间神经元，以及下运动神经元。中间神经元以上损伤，可引起损伤平面以下的肢体痉挛。可见于脊髓损伤、脊髓缺血、脊髓肿瘤、退行性脊髓病、颈椎病等。其主要的特点及临床表现：①节段性的多突触通路抑制消失；②通过对刺激和兴奋的积累，兴奋状态缓慢、渐进地提高；③从一个节段传入的冲动可诱发相连的多个节段的反应；④屈肌和伸肌均可出现过度兴奋。脊髓源性痉挛极易被皮肤刺激所诱发。

（3）混合型痉挛：多发性硬化引起的痉挛与脑源性痉挛及脊髓源性痉挛不同，该病常累及脑白质和脊髓的轴突，从而出现运动通路不同水平的病变而导致痉挛，其具体表现由病情程度和侵犯部位决定，可表现为全身性、区域性和局灶性痉挛。

（四）影响

1.有利的影响

不是所有的痉挛对患者都有害，有时痉挛是有利的。下肢伸肌痉挛患者可以依靠增高的肌张力来保持姿势、帮助其站立或行走；在负重下预防失用。此外，痉挛能维持骨的矿化、保持肌肉的质量，可使瘫痪肢体的下垂性水肿减轻；同时，痉挛可使肌肉对静脉发挥泵的作用，从而减少深静脉血栓形成的危险。

2.不利的影响

（1）运动功能：运动功能受影响后，出现异常运动模式，使随意运动减慢，选择性运动控制丧失，患者可出现姿势异常、行走困难、平衡障碍、吃饭困难、穿衣困难等问题。随着时间的推移，进一步产生肌肉、骨骼、皮肤和其他软组织的不良后果，出现骨折、脱位、异位骨化、骨质疏松、关节挛缩及由此产生的关节畸形、皮肤损伤、溃烂、压疮。

（2）外观和心理状态：痉挛使患者形象、自尊心受损，家庭关系也因此大受影响。

二、康复评定

评定痉挛不仅包括受累肢体部位，还应该考虑到痉挛对功能及其结局的影响，因此临床上很难找到一个比较理想的方法评定痉挛。痉挛的程度受发病时间、功能训练情况、患者情绪状况、伴发疾病和环境的影响。因此，痉挛评定必须综合考虑多方面因素。以下主要介绍两种评估方法。

1.局部肢体评估

痉挛的局部肢体评估是损害层面的评估。例如，关节活动范围的测量，在髋内收肌痉挛时测量膝间距等。目前局部评估痉挛的方法主要有主观评定和客观评定两类。

（1）主观评定：主要依靠检查者徒手操作及观察来主观定性判断患者的痉挛状态，如 Ashworth 量表（ASS）（表 7-2）、改量 Ashworth 量表（表 7-3）、临床痉挛指数（CSI）、Penn 痉挛频率量表、Clonus 分级表（表 7-4）、Css 综合痉挛量表等，MAS

由于其简单易用而成为目前临床应用最广的肌张力的评定方法。

表 7-2　Ashworth 量表

级别	评定标准
0 级	肌张力不增加，被动活动患侧肢体在整个范围内均无阻力
1 级	肌张力轻度增加，被动活动患侧肢体有轻微的阻力
2 级	肌张力中度增加，被动活动患侧肢体阻力较大，但仍较容易活动
3 级	肌张力重度增加，被动活动患侧肢体比较困难
4 级	肌张力极重度增加，患侧肢体不能被动活动，肢体僵硬于屈曲或伸展位

表 7-3　改良 Ashworth 量表

级别	评定标准
0 级	无肌张力增加
1 级	在 ROM 之末，出现突然卡住，然后释放或出现最小的阻力
1+级	进行 ROM 检查时，在 ROM 的后 50%范围内突然出现卡住，当继续把 ROM 检查进行到底时，始终有小的阻力
2 级	在 ROM 检查的大部分范围内均觉肌张力增加，但受累部分的活动仍算容易
3 级	进行 ROM 检查有困难
4 级	僵直于屈曲或伸的某一位置上，不能被动活动

表 7-4　Clonus 分级评定标准

级别	评定标准
0 级	无踝阵挛
1 级	踝阵挛持续 1～4s
2 级	踝阵挛持续 5～9s
3 级	踝阵挛持续 10～14s
4 级	踝阵挛持续＞15s

（2）客观评定：主要依靠测量仪器从肌肉的电生理、机械特性、反射特性等方面，客观定量测试患者痉挛情况，如针极肌电图、表面肌电图、钟摆试验、等速肌力测试等。

2.功能评估

（1）主动功能评估：痉挛对患者主动功能影响较大，包括躯干和肢体的运动功能、日常生活活动能力、总体功能等。

总体功能可采用 Fugl-Meyer 运动功能评分、Barthel 指数、运动活动日志、FIM、生活质量评价等进行评估。

上肢主动功能测评方法有 Wolf 运动功能测试、Frenchay 手臂试验、上肢运动研究表、九孔柱试验等。

下肢主动功能测评的方法有功能性步行等级评分、10m 行走时间，6 分钟行走距离（感到疲乏为止）、站位平衡测试、步态分析等。如果不能进行步态分析，也可以用纸上步行脚印分析。即使不能进行正式的运动功能试验，在治疗前和治疗后也要让患者做相同的活动，并录像记录，根据这些简单的记录，对功能变化进行客观评价。

（2）被动功能评估。评价被动功能的方法包括：①用文字描述或直观模拟的方法评定"减轻护理困难"的情况；②确定护理工作所需时间及需要辅助人员的人数，如穿衣或清洗所需时间；③佩戴夹板所需时间；④坐到轮椅上所需时间；⑤用护理负担评分评价患者的依赖性或护理人员的负担；⑥在重度痉挛的情况下，保持皮肤皱褶区域（如手掌、腋窝或肘部）的卫生比较困难，可用数码相机拍下皮肤情况进行比较。

三、康复治疗

痉挛治疗是综合性的，包括预防伤害性刺激、早期的预防体位、运动治疗和其他物理治疗、药物、神经阻滞和手术等。

（一）减少加重痉挛的处理和刺激

1.抗痉挛模式

脑外伤、脑卒中、脊髓损伤等患者从急性期开始即应采取良姿体位，对于严重脑外伤，去皮质强直者采取俯卧位，去脑强直者宜取半坐卧位，使异常增高的肌力得到抑制；早期进行斜板站立和负重练习，避免不当刺激，如刺激抓握反射和阳性支持反射。

2.消除加重痉挛的危险因素

压疮、便秘或泌尿道感染等各种原因引起的疼痛（如合并骨折、嵌甲、关节疼痛），都可使痉挛加重。

3.慎用某些抗抑郁药

用于抗抑郁的某些药可对痉挛产生不良影响，加重痉挛，应慎用或不用。

（二）物理治疗

保持软组织的伸展性和适当的训练，控制不必要的肌肉活动和避免不适当用力，痉挛的发展将会得到有效地控制。常用方法包括以下几种。

1.持续被动牵伸

每日进行关节活动范围的训练是处理痉挛的最基本的因素。关节活动应缓慢、稳定而达到全范围。每日持续数小时的静力牵伸，可使亢进的反射降低。站立是髋关节屈肌、膝关节屈肌和踝关节屈肌的静态牵伸，它可使早期的痉挛逆转和降低牵张反射的兴奋性。除良姿体位外（尽量不使用加重痉挛的仰卧位），应用充气夹板，使痉挛肢体得到持续缓慢的牵伸而暂时缓解。还可利用上、下肢夹板，矫形器做持续的静态肌肉牵伸，如膝分离器、全下肢外展枕、坐位下用分腿器（这种辅助具可用硬塑泡沫制作，简单实用），保持软组织长度，伸展痉挛的肌肉及维持功能位。踝-足矫形器可用于控制踝关节的痉挛性马蹄足畸形。

2.放松疗法

对于全身性痉挛，放松是一种有效治疗方法。例如，脑卒中或脑性瘫痪患者，让其仰卧下屈髋屈膝，治疗师固定患者膝、踝并左右摇摆，在不同体位下使用巴氏球，多体位下被动旋转躯干等。

3.抑制异常反射性模式

使用控制关键点等神经发育技术抑制异常反射性模式，通过日常活动训练（如坐-

站，行走）使患者获得再适应和再学习的机会，如要求偏瘫患者使用双上肢促进身体从座位站起：首先患者在较高的座位上保持身体平衡、对称和稳定，双手十字交叉相握并双上肢抬起，骨盆前倾，腿脚适当放置负重，反复进行坐-站训练，使患者学习掌握肌肉活动的时间，由于座位升高减少了使用伸肌的力量，使患者更容易站起，并有助于抑制下肢屈曲异常模式，从而抑制了痉挛。此外，鼓励非卧床患者参加某种形式的功能活动如散步、游泳、踏车练习等，有助于减少肌肉僵直，同时可以作为有效的抗痉挛治疗。

4.其他物理治疗

许多物理因子均可使肌张力得到不同程度上的暂时降低，从而缓解痉挛，包括以下几种方法。

（1）冷疗法：如冰敷、冰水浸泡，将屈曲痉挛的手放在冰水中浸泡 5～10s 后取出，反复多次后手指比较容易被动松开。

（2）电刺激疗法：痉挛肌及其对抗肌的交替电刺激疗法（Hufschmidt 电疗法）利用交互抑制和高尔基腱器兴奋引起抑制以对抗痉挛。另外还有脊髓通电疗法，痉挛肌电刺激疗法，直肠电极植入电刺激法。

（3）温热疗法：各种传导热、辐射热（红外线）、内生热（微波、超短波）。

（4）温水浴：患者在具有一定水温的游泳池或 Hubbard 槽中治疗，利用温度的作用进行被动关节活动，也能缓解痉挛。

（三）药物治疗

1.口服药

（1）巴氯芬：一种肌肉松弛剂，脊髓内突触传递强有力的阻滞剂，同时作用于单突触反射和多突触反射而达到缓解痉挛的目的。该药对脊髓源性痉挛有效，对脑源性痉挛几乎无效。应用时从小剂量开始，每次 5～10mg，每日 2 次，每 3 日增加 5mg，直到痉挛缓解为止，通常每日最大量可达 80mg。

（2）丹曲林：肌肉松弛剂，是目前作用于骨骼肌而非脊髓的唯一抗痉挛药。因作用于外周，合并使用中枢性用药，可适用于各种痉挛。初始治疗的常用剂量为每日 25mg，每两星期增加 25mg，最大剂量为每次 100mg，每天 4 次，6 周无效应停药。

（3）替扎尼定：咪唑衍生物是相对选择性肾上腺素受体激动剂，有脊髓和脊髓上的降低张力和抑痛作用。该药临床疗效类似巴氯芬和安定，但耐受性更好。通常从每天睡前 2～4mg 开始治疗，每隔 2～4 天增加 1 次日剂量，最大剂量为每日 36mg，一日 3 次或 4 次。对主要为夜间痉挛所困扰的患者，夜间 1～2 次剂量治疗效果可能最佳。

（4）乙哌立松。属中枢性肌肉松弛剂，主要对α系、γ系有抑制作用，并抑制脊髓、脑干等中枢内多突触反射及单突触反射。对中枢性肌肉痉挛早期用药效果较好。

（5）其他口服药：安定、复方氯唑沙宗、吩噻嗪类（氯丙嗪等）等中枢神经抑制剂，也可降低过高的肌张力。

2.局部注射药

主要用于缓解靶肌肉或小肌群痉挛。局部注射可使药物集中在关键肌肉，减少了全身不良反应。

（1）肌内注射：目前最常用的是肉毒毒素。其中 A 形肉毒毒素（BTXA）是一种较强的肌肉松弛剂，肌内注射后在局部肌肉内弥散，与神经肌肉接头的胆碱能受体结合，阻滞神经突触乙酰胆碱的释放，从而缓解肌肉的痉挛。

靶肌肉的选择应根据异常运动模式、收缩肌和拮抗肌的张力及其平衡对关节畸形的影响、对功能的影响等综合因素确定，必要时可实施诊断性神经阻滞术，这也是制定临床治疗方案的依据。注射方法：根据体重和靶肌肉的需要剂量用生理盐水稀释 BTXA 制剂。稀释后用 1mL 针管抽取，选用适当长度针头，在皮肤常规消毒后直接向靶肌内注射，注射点主要在肌肉运动点。深层靶肌肉最好有肌电图检测定位，按照制剂的说明书、参考痉挛严重程度及个体状况计算临床治疗剂量。一般在注射后 2～10 天出现药物的有效作用，药效可维持 3～4 个月或更长时间。以后则根据需要再注射。

（2）鞘内注射：最初尝试用于下肢肌肉活动亢进，不能步行的患者，如脊髓源性的屈肌痉挛，后来鞘内注射可用于脑源性痉挛。约 30%的患者用口服药不能有效地控制痉挛，或不能耐受其不良反应，鞘内植入泵给予巴氯酚则是一个很好的选择。

（3）神经或运动点阻滞：应用乙醇、酚或局麻药进行神经阻滞，所产生的影响持续时间长。

（四）手术治疗

当痉挛不能用药物和其他方法缓解时，可考虑手术治疗。通过破坏神经通路某些部分，而达到缓解痉挛的目的。包括常见的选择性背根切断术，周围神经切除手术及肌腱延长、肌腱切开等矫形外科手术，还有脑、脊髓切开，脊髓前侧柱切断等破坏性更大的手术。

四、康复宣传教育

（1）宣传教育针对日常生活活动、坐位、转移、睡眠和符合身体力学等方面的理想体位。避免以前可使痉挛加重的代偿方式和体位，如下肢的剪刀姿势（双侧伸髋、内收、内旋）、蛙腿姿势等。学会在日常生活中抑制或控制痉挛的技巧，并学会利用痉挛进行转移等日常生活活动。

（3）宣传教育针对每个患者不同情况所制订的用于改善运动能力和减少不适当代偿的家庭训练任务。应预先告知患者痉挛减轻后的功能变化，教会患者知道治疗后运动平衡、体位和身体表现方面的变化，使患者能够迅速适应这种肌张力的改变并在此基础上进一步改善功能。

（3）要及时教育患者所有的注意事项并及时给予辅助用具、适应性设备、矫形器来保证患者功能和适应。

（4）应供给营养丰富和易消化的食品，必须满足蛋白质、无机盐和总热能的供给。

（5）根据引起瘫痪的病因，调整饮食宜忌。如脑卒中患者应控制食盐、胆固醇摄入，增加富含 B 族维生素的食品的摄入。

第三节　压疮

一、概述

（一）定义

压疮是指皮肤或皮下组织由于压力或剪切力和（或）摩擦力作用而发生在骨隆突处的局限性损伤，表现为局部皮肤组织缺血、坏死或溃烂。多见于颅脑损伤、脊髓损伤及年老体弱长期卧床者。压疮具有发病率高、病程发展快、难以治愈及易复发的特点，一直是医疗和护理领域的难题，不仅降低了生活质量，而且消耗了巨大的医疗资源。

（二）形成压疮的危险因素

1.压力

压疮形成的关键是压力的强度和持续时间，皮肤及其支持结构对压力的耐受力。压力经皮肤由浅入深扩散呈圆锥形分布，最大压力在骨突出的周围。因此最重的损伤常见于肌层而非皮肤。研究显示压力与时间关系：低压长时间的压迫造成的组织危害＞高压短时间的压迫造成的组织危害。皮肤毛细血管最大承受压力为 $16\sim33mmHg$（$2.01\sim4.4kPa$），最长承受时间为 2 小时。肌肉及脂肪组织比皮肤对压力更敏感，最早出现变形坏死，萎缩的、瘢痕化的、感染的组织对压力的敏感性更高。

2.剪切力

剪切力是仅次于压力，引起压疮的第 2 大原因，当皮肤保持不动而其下的组织移动时会产生剪切力，比压力更易致压疮。其作用于深层，引起组织的相对移位，能切断较大区域的小血管供应，导致组织氧张力下降，因此它比垂直方向的压力更具危害。有关实验证明，剪切力只要持续存在 30min 以上，即可造成深部组织的不可逆损害。产生局部剪切力的常见原因包括痉挛、坐姿不良、卧姿不良、转移时滑动而不是抬起的。

3.摩擦力

若皮肤在其承重面上移动则会产生摩擦力。最轻的摩擦力引起局部皮肤的损害，但破损限于表皮和真皮。在合并有压力和剪切力时，摩擦力会进一步加重受累皮肤的损害。

4.潮湿

患者出汗、伤口引流及大小便失禁等都会引起皮肤潮湿，潮湿是压疮形成的一个重要促进因素，若不能控制会使皮肤发生软化。随着表皮组织的软化，皮肤张力会降低，受压及给予摩擦力时易破损。

（三）压疮的影响因素

1.诱发因素

长时间坐、卧姿势不良、搬动患者的方法不正确、大小便失禁及环境因素。

2.内在因素

急性疾病、年龄、体重、血管病变、脱水、营养不良、运动障碍、感觉障碍等。

3.外在因素

压力、剪切力、摩擦力和潮湿。

（四）发生机制

有研究表明，人体毛细血管内的压力为 10～30mmHg，当作用于皮肤的外力（压力、剪切力和摩擦力）超过一定数值时，可导致毛细血管腔闭塞和局部淋巴回流受阻，阻断毛细血管对组织的灌注，从而引起局部皮肤组织的缺血、坏死和溃烂。

二、康复评定

压疮的评定有助于疮面情况的详细了解，为去除病因、制订和实施相关的治疗方案提供科学依据。压疮的局部评定包括压疮的部位、范围、形状、分期、渗出液量，以及局部感染和疼痛情况。

（1）NPUAP（2007）压疮分期。

①可疑的深部组织损伤：皮下软组织受到压力或剪切力的损害，局部皮肤完整但可出现颜色改变如紫色或褐红色，或导致充血的水疱。

I期压疮：在骨隆突处的皮肤完整伴有压之不褪色的局限性红斑。深色皮肤可能无明显的苍白改变，但其颜色可能与周围组织不同。与周围组织比较，这些受损区域的软组织可能有疼痛、硬块、表面变软、潮湿、发热或冰冷。

II期压疮：真皮部分缺失，表现为一个浅的开放性溃疡伴有粉红色的伤口床（创面），腐肉；也可能表现为一个完整的或破裂的血清性水疱。

III期压疮：全层皮肤组织缺失，可见皮下脂肪暴露，但骨头、肌腱、肌肉未外露有腐肉存在，但组织缺失的深度不明确可能包含有潜行和隧道。

IV期压疮：全层组织缺失，伴有骨、肌腱或肌肉外露，伤口床的某些部位有腐肉或焦痂，常有潜行或隧道。

②不明确分期（Unstageable）。

③全层组织缺失。

④溃疡底部有腐肉覆盖（黄色、黄褐色、灰色、绿色或褐色），或者伤口处有焦痂附着（碳色、褐色或黑色）。

（2）Branden Scale 评分表：有助于量化相关指标，分数 6～23 分，越低越危险。轻度危险：15～18 分；中度危险：13～14 分；高度危险：10～12 分；极度危险：9 分以下。

三、康复治疗

压疮在治疗时首先应明确并去除产生压疮的原因，否则即使给予了正确的局部和全身治疗也难达到治疗目的。

（一）全身治疗

1.加强营养

患者营养缺乏不利于压疮的愈合。对压疮患者，除要保证基本的营养需求外，还应补充额外的蛋白质、维生素和矿物质，增强液体的摄入量（每两小时 240mL，或至少每日 1100mL）。

2.蛋白质

压疮患者需根据体重提供 1.5～2g/kg 的蛋白质。维生素 C 应每天补充，促进胶原蛋白合成。锌是蛋白质合成和修复的必要物质，如有锌的缺乏，建议每天给予锌 15mg，若锌明显缺乏时，可每天给予锌 135～150mg。

3.贫血的治疗

压疮患者因感染、食欲差、压疮处丢失血清和电解质以及虚弱等因素，可导致贫血。血红素低可引起低氧血症，导致组织内氧含量下降。

4.抗生素治疗

如果有全身感染或压疮局部有蜂窝织炎时需予以抗生素治疗。

（二）局部治疗

压疮的康复治疗是在临床治疗的基础上，除要促进压疮创面本身的修复之外，还要着重于患者整体功能训练，包括感觉、运动、认知功能以及日常生活能力的训练。

1.疮面换药

换药是治疗压疮的基本措施。创面的愈合要求适当的温度、湿度、氧分压及 pH 等。局部不用或少用外用药，重要的是保持创面清洁。可用普通盐水在一定压力下冲洗以清洁疮面，促进健康组织生长而且不会引起创面损害。每次清洗创面时要更换敷料，并清除掉创口表面的物质，如异物、局部残留的药物、残留的敷料、创面渗出物和代谢废物。如有坏死组织，则易引发感染且阻碍创面愈合，可用剪除、化学腐蚀或纤维酶溶解等方法来清除坏死组织，但应避免损伤正常的肉芽组织而影响上皮组织生长或引起感染扩散。

根据病情可用过氧化氢溶液和生理盐水冲洗创面。渗出多的创面应每日换药 2 次，无分泌物且已有肉芽组织生成时，换药次数宜逐渐减少，可由每日一次减少至每 3 日一次。压疮创面需覆盖，有助于平衡内环境和维持生理完整性，较理想的敷料应能保护创面，与机体相适应，并提供理想的水合作用。尽管潮湿环境中创口愈合更快，但过多渗出物能浸泡周围组织，因而应该从创面上吸去这些渗出物。

2.抗感染

引起感染的细菌种类较多，其中铜绿假单胞菌常见且难控制，多数细菌对常用抗生素耐药。控制感染的主要方法是加强局部换药，压疮局部可使用抗生素。消除可以去除的坏死组织，促进创面的修复，创面可用生理盐水浸透，创口引流要好。必要时可用 2%硼酸溶液、3%过氧化氢溶液冲洗创面。同时，根据全身症状和细菌培养结果，可考虑全身使用敏感抗生素控制感染。

3.氧疗

目前许多医院采用空气隔绝后局部持续使用吹氧法。其原理是利用纯氧抑制疮面厌氧菌的生长，提高疮面组织供氧，改善局部组织代谢并利用氧气干燥疮面，形成薄痂，利于愈合。

4.紫外线治疗

紫外线具有杀菌、消毒和收敛的作用，能扩张血管，加速血流。小剂量紫外线可消炎、促进肉芽生长；较大剂量的紫外线可使疮面分泌物和坏死组织脱落，亦有促进皮肤组织再生的作用。

5.中医传统康复治疗

清创后根据压疮的具体情况选择合适的药物。采用清热解毒、活血化瘀、去腐生肌具有收敛作用的药物外敷。

四、康复宣传教育

（1）皮肤的检查与护理：定期检查全身皮肤，尤其各个骨性凸起部位，保持皮肤清洁与干爽，并注意皮肤是否有发红、水疱、擦伤、肿胀等组织受损征象，发现有损伤应及时处理。

（2）减少摩擦：保持床单干燥、整洁、平整、无碎屑，注意随时检查清理，为患者定时更换床单，翻身时尽量将患者身体抬起，避免拖、拉、拽等动作，以免因摩擦而使皮肤损伤。

（3）定期除压：给患者定时翻身，如1～2小时翻身1次。通过变换体位、采用特制的减压装置，使作用于皮肤的压力减小或均匀分布，缩短局部持续受压时间，恢复局部微循环。

（4）消除危险因素：积极治疗各种导致患者运动感觉功能障碍的疾病，改善患者的运动功能障碍。

（5）饮食护理：给予患者营养支持，改善营养状况，是防止压疮的重要措施。给予患者富含蛋白质、高纤维、高热量的易消化食物。

第四节　耳石症

一、概述

（一）定义

耳石症又名良性阵发性位置性眩晕（BPPV）是头部运动到某一特定位置时诱发的短暂的眩晕，是一种具有自限性的周围性前庭疾病。可为原发性，也可为继发性。其发病率占末梢前庭疾病的20%～40%，女性发病率比男性高，约2：1，平均年龄54岁。

（二）病因

一般可分为两类，一类为特发性称之为耳石症，另一类为继发性，继发于梅尼埃病、突聋、病毒性迷路炎、内听道动脉缺血、偏头疼、头部外伤、中耳和内耳术后，人工耳蜗术后，耳毒性药物损害，耳硬化症，慢性中耳炎及颈性眩晕等，上述各种疾病导致了半规管的炎症或缺血损伤而致耳石脱落。

（三）发病机制

发病机制尚不完全清楚。存在两种假说：壶腹嵴顶耳石症、半规管耳石症，后者比较公认，其病理基础是耳石器尤其椭圆囊病变，耳石变性脱落、异位于半规管所致。主要是后半规管，水平半规管次之。

（四）临床表现

侧卧及转头时，数秒的潜伏期。一旦进入诱发体位，旋转性眩晕即刻出现，仅持续数十秒，一般不超过 1 分钟，变换体位后眩晕感立即消失，可伴有不同程度的恶心。眩晕停止后，患者再次快速坐起时又出现与原来侧卧诱发的旋转方向相反的眩晕。当反复重复诱发体位后，诱发性眩晕减轻或消失，这一特点又称为"疲劳性"。本病具有自限性。

二、康复评定

患者就诊后进行详细的病史采集及临床常规听力学检查之外，还应进行下列必要的评定项目。

（一）位置诱发实验

1.Dix-Hallpike 变位性位置试验

本试验也被称为 Barany 试验或 Nylen-Barany 试验，是 BPPV 诊断中最常用的检查方法。具体操作步骤如下：患者正坐位在检查床上，检查者位于患者前方，双手把持其头部（a），头向右侧旋转45°（b），保持此头位不变，同时将体位迅速改变为仰卧位，头向后悬垂于床外，头部 30°悬于床沿下（c），头位始终保持右侧旋转45°不变。诱导出向上旋转性眼震，眼动快相向右侧（d）。

2.滚转试验（Rollmaneuver）

滚转试验是确定水平半规管最常用的方法。患者坐于检查台上，迅速取平卧位，头部及身体向左侧做 90°桶装滚动，回复平卧位，再向右侧做 90°桶装滚动；BPPV

患者立刻出现剧烈旋转性眩晕和水平向性眼震。

（二）听力学测试

患者通常无明显听力改变，但若 BPPV 由某种耳病而引起则可能伴有听力减退。

（三）眼震电图检查

多数为正常，如有内耳病史则可能呈现异常。

三、康复治疗

BPPV 虽属自限性疾病，但由于病程长短不一，部分可持续数月或数年，重者可长期丧失工作能力及生活自理能力，早期治疗和干预有助于早日康复。

（一）心理治疗

由于多数患者因反复眩晕突发而产生严重的恐慌和焦虑情绪，治疗中应耐心加以疏导，解释本病可治疗，预后好，使患者消除心理负担，积极地配合治疗，争取早日康复。

（二）避免采取诱发眩晕的体位

康复治疗过程中应避免采取诱发眩晕的体位。

（三）药物治疗

有学者提出，治疗 BPPV 时药物治疗不应作为首选的方式，但酌情用抗眩晕药物可以降低前庭神经的兴奋性，从而达到尽快减轻眩晕，缓解恶心、呕吐等自主神经的症状。

（四）耳石复位手法

1.Epley 手法

患者坐于治疗床上，医师在背后扶其头由坐位快速转变为悬头仰卧位，头向患侧转 45°，患耳向下，保持此头位 3 分钟，使管石沉到后半规管中部；朝相反方向转头 180°，同时连同躯干一起向对侧翻滚侧卧于治疗床上，保持 3 分钟后慢慢坐起，使管石移近并通过总脚，回归椭圆囊。整个回转头过程应缓慢、轻柔，不少于 1 分钟。目前广泛采用的多是此方法。

2.Semont 手法

患者侧坐于治疗床上，医师面对患者，双手夹其头并向健侧转 45°，嘱其快速向患侧侧卧，保持该体位 4 分钟后，扶患者快速坐起并立即转向对侧（健侧）侧卧位 4 分钟，然后缓慢坐起。

3.Lempert 手法

主要用于 HC-BPPV 的耳石复位治疗。其方法：患者自仰卧位或患侧位向健耳侧连续转头和翻身，头位转换应迅速，每一头位维持至为眩晕和眼震消失后 1 分钟。为确保耳石颗粒自水平半规管完全排出，上述操作反复进行到任何一位置均无眩晕和眼震后再重复 1～2 个循环。

四、康复宣传教育

（1）如果长时间蹲着或坐着，不能马上就起来，应该头稍微向下，微弯着腰，缓慢地站起来。因为如果站起来太猛，可能会因为脑部氧气供应不足而产生眩晕。

（2）要多食补血的食物。例如，动物的肝脏，猪肝、鹅肝等。可以在家里多备些红枣，红枣具有很好的补血、造血功能，可以当零食吃，也可以泡水当茶喝。

注：Lempert 翻滚复位法（"×"表示患耳）每次均迅速将头位转动 90°，每种体位保持 1 分钟直至眩晕眼震消失。

（a）起始位：仰卧；（b）头向健耳侧转 90°；（c）保持头位不变，身体变为俯卧位；（d）头向健耳侧转 90°，面朝下；（e）头向健耳侧转 90°；（f）端坐位。

（3）可以有针对性地做一些运动，加强体质。例如，仰卧起坐可以很好地锻炼筋骨，有利于全身血液的流通。

（4）日常宜多食具有清淡利湿功效的食物，如冬瓜、玉米、小米、荷叶粥、萝卜、豆类及豆制品、黑木耳、茄子、西红柿、橘子、柚子、桃、豆油、茶、鲤鱼、海蜇等。